与内心的小孩对话

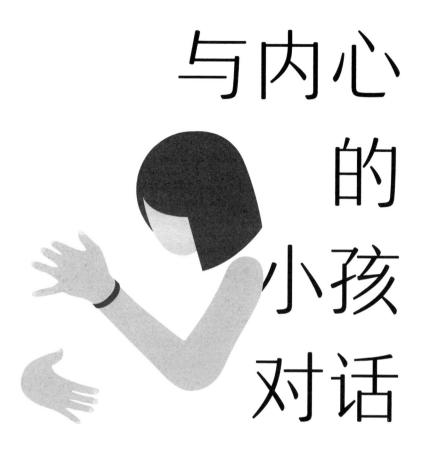

Surviving
a Borderline Parent

如何治愈你的
童年创伤

[美]金伯利·罗斯　[美]弗雷达·弗兰德曼 著
王小亮 译

金城出版社
GOLD WALL PRESS
中国·北京

图书在版编目（CIP）数据

与内心的小孩对话：如何治愈你的童年创伤 / (美)金伯利·罗斯，(美)弗雷达·弗兰
德曼著；王小亮译. — 北京：金城出版社有限公司，2023.7
书名原文：Surviving a Borderline Parent: Howto Heal Your Childhood Wounds & Build
Trust, Boundaries, and Self-Esteem
ISBN 978-7-5155-1403-1

Ⅰ. ①与… Ⅱ. ①金… ②弗… ③王… Ⅲ. ①心理调节－通俗读物
Ⅳ. ①R395.6-49

中国版本图书馆CIP数据核字(2022)第136802号

Surviving a Borderline Parent: How to Heal Your Childhood Wounds & Build Trust,
Boundaries, and Self-Esteem
©2003 by Kimberlee Roth & Freda B. Friedman
This edition arranged with New Harbinger Publications through Big Apple Agency,Inc.,
Labuan, Malaysia
Simplified Chinese edition copyright ©2023 Gold Wall Press Co., Ltd.

与内心的小孩对话：如何治愈你的童年创伤

著　　者	[美]金伯利·罗斯　[美]弗雷达·弗兰德曼
译　　者	王小亮
选题策划	双又文化
特约编辑	陈小齐
责任编辑	许　姗
责任校对	王思硕
责任印制	李仕杰
开　　本	880毫米×1230毫米　1/32
印　　张	10
字　　数	200千字
版　　次	2023年7月第1版
印　　次	2023年7月第1次印刷
印　　刷	天津旭丰源印刷有限公司
书　　号	ISBN 978-7-5155-1403-1
定　　价	49.80元

出版发行	**金城出版社有限公司** 北京市朝阳区利泽东二路3号　邮编：100102
发 行 部	(010) 84254364
编 辑 部	(010) 64391966
总 编 室	(010) 64228516
网　　址	http://www.jccb.com.cn
电子邮箱	jinchengchuban@163.com
法律顾问	北京植德律师事务所 18911105819

目 录

Contents

第一部分　过去

第1章　我从不知道这是一种病　/ 3

"嗯，你说的是什么意思？"人们在听到边缘型人格障碍这个词时常会这么问。这个词描述了一种不能调节、掌握自身情绪，并在内心深处害怕被抛弃的病态。边缘型人格障碍是人们研究最少、了解也最少的疾病之一。

第2章　长大成人　/ 33

许多情境和经历（包括混乱、虐待、忽视、隐私侵犯、纠葛、被无视、角色颠倒、

过分重视外表、敏感、投射）对你而言可能
似曾相识，也有可能与你的经历有所不同或
完全相反。研究一下你成长的环境，想一想
你在成长过程中获得了哪些思想、信念、感
受、行为习惯，这些东西又是如何影响了今
天的你。

第3章　哀悼失落的童年 / 63

在成长的过程中，你可能也曾怀疑过
有什么事情不对，怀疑你的家庭与别人的
不同，或者怀疑自己的家庭不甚健全；但
你可能并不知道造成这种情况的原因到底是
什么。

第二部分　现在

第4章　内疚、责任与原谅 / 97

内疚可以是一种正常的反应，但不正
常的内疚却是另一回事。无法消化的内疚，
在心中不断发酵的内疚，不是你的错，但你
仍然会感觉到的内疚，这些类型的内疚在父
母患有边缘型人格障碍的成年子女那里很
常见。

第三部分　未来

序言

我从 20 世纪 90 年代开始这项研究，并撰写了《与内心的恐惧对话：如何摆脱亲人的负能量》（*Stop Walking on Eggshell*）一书。在研究的过程中，我先后访问了几千名家人或朋友患有边缘型人格障碍（BPD）的人士。

如果你所爱的人中有边缘型人格障碍患者，那么你就需要具备一定的判断力、洞察力和应对技巧。不过，我最关心的却是那些父母患有边缘型人格障碍的人。与边缘型人格障碍患者相处很不容易，但要是你的父亲或母亲患有人格障碍疾病（PD），病情未经控制、不为人知或未经治疗，那么由这样的父母抚养长大就足够在精神上给你毁灭性的打击了。

父母患有边缘型人格障碍的孩子总是不断地表述着同样的想法：

◆ "我很想知道'正常'到底是什么感觉。"

◆ "别人对我好的时候我就会感觉不舒服，但我说不上是为什么。"

◆ "每当看到别人的父母充满爱意地抚摸自己的孩子，我就想哭。"

◆ "对人坦诚，到头来受伤的却总是我。"

◆ "我感觉自己就像破碎的拼图：想要把自己拼成一幅完整的图画，却不知道每一个碎片的位置，也不知道整幅图画的样子。"

◆ "每当电话铃声响起，一想到来电话的可能是我那边缘型人格的父母，我就觉得想吐。"

◆ "每当我放松心情真正想要感受自己内心的时候，我就会发现自己不禁在想：'我到底有什么毛病？'"

如果你也有过上面这些想法，那么你的父母或监护人就很有可能患有边缘型人格障碍。如果情况是这样，有这些想法是完全正常的。成千上万和你一样的人正在努力应对自己那不甚理想的童年，努力使自己成为他们本该成为的那种人，你并不孤单。

然而，和你不同的是，他们可能并不知道自己在成长过程中所经历的那些情况应该被怎么称呼。但在读了本书之后，你就会知道。这些知识将帮助你理解你的父母为什么会有那样的行为，以及那些行为对你有哪些影响。本书还将帮你找到成为自己想要成为的那种人的方法。

边缘型人格障碍的症状并不好描述，在《与内心的恐惧对话》一书中，我与合著者保罗·梅森用了整整两章的篇幅来描述边缘型人格障碍：一章解释边缘型人格障碍的标准定义，另一章解释这些定义在现实世界中的表现。

现实情况很复杂，边缘型人格障碍患者的表现也各有不同。有些患者能够成为称职的父母，有些则不行。既然你在读这本书，那么你那患有边缘型人格的父母很可能：

◆ 因为过分关注如何满足自己的需求而忽略了你的需求——甚至完全无视你的需求。

◆ 期望你无条件地爱他，而不是相反。

◆ 在感情上完全无视你，或者完全控制你，使你产生无望、羞耻和愤怒的感觉。

◆ 让你觉得他爱的是你所能达到的某个目标，而不是你这个人。

◆ 情绪波动不定，忽而充满爱意，忽而又言行残暴。

通过阅读本书，你将真正理解自己所经历的事，理解这些经历对你的影响，并知道这些经历将如何继续影响你，即使你已经不再与你的父母联系，或者你的父母已经过世。

你也将进一步了解到自己感觉不正常的原因——我们的文化认为，父母对子女的爱是无条件的，但你所得到的爱却总是反复无常而附带条件的。

你将明白，为什么别人对你好时你会觉得不舒服——因为儿时的经历使你潜意识里认为随之而来的都会是失望和背叛。

你将明白，为什么看到别人的父母充满爱意地抚摸自己的孩子时，你会感觉想哭——因为这会让你想起自己从未得到的那种爱，或者你觉得自己根本就不配得到那种爱。

你将明白，为什么自己会认为别人到头来总是伤害自己——因为你在期盼着这种情况的发生。外面的世界充满不确定性，而你的心中已经形成了一种不健康的定式：已知的痛苦要好过未知，即使未知意味着某种更美好的事物。

最后，你将真正地了解，你为什么不知道自己究竟是什么样的人——因为一直以来，你都充当着容器的角色，不断地接纳父母的痛苦、愤怒和种种情感投射。一次又一次，你回到父母身边，想要得到自己迫切需要的爱；但最终，你只能在不可能实现的愿望又一次落空时感觉自己再次受到了背叛。

不论年龄大小，你都应该学习如何应对这些情绪。通过阅读本书，并由具有相关知识的临床医师辅导，你就可以逐渐完整地拼凑出自己的经历，理解自己之前的种种行为，并决定未来的行动。你想成为怎样的人？你的父母并不能给予你想要的东西，你能够最终接受这一点吗？同时，你也将学会从自己或其他人那里得到自己所需的东西。

尝试新的事物会有一定的风险，但任由情况发展同样也很危险。你在旅途中并不孤独，因为还有人与你同路，他们当中的很多人已经发现了这么做的价值。你最终也会发现这一点。

兰迪·克莱格

前言

　　你可能因为好奇或者感兴趣而挑选了这本书，因为你也有"难以相处"的父母或亲属。他们是如此不好相处，以至于有时候你会觉得自己像是踩在薄冰上，或者更糟，踩在随时都可能爆炸的地雷阵上。他们是如此不好相处，以至于有时候你会觉得自己根本无法取悦他们、无法理解他们，甚至无法原谅他们或者爱他们；但与此同时，你又无法离开他们。而拥有这样的父母，很有可能会改变你对自己的看法。

　　每个人都有难以相处的时候。不要把这种"难以相处"和心理学与精神病学上用来描述边缘型人格障碍症状的那种"难以相处"混为一谈。弗雷达·弗兰德曼在过去的二十多年中治疗过很多患者，他们当中的许多人都被子女、配偶、朋友、同事甚至是治疗师称作是"难以相处"的人。患有边缘型人格障碍或表现出边缘型人格障碍症状的人可以表现得很迷人、很聪明、很有创造力、很有同情心、很令人愉快，当然他们也会很难相处。他们还有可能高度敏感，难以理解自己的感受，并且缺乏情绪管理的技巧。而这些因素反过来又会促使他们采取一系列的防卫手段来使自己感觉好受一些，但恰恰是这些手段使他们在别人的眼中显得更加难以相处。

这些症状通常都会对患者和他们的家人朋友产生巨大的影响。不幸的是，尽管近年来有不少关于边缘型人格障碍的书籍问世，学界也举办了不少的研讨会，但这些著作和会议却很少关注边缘型人格障碍患者的子女。本书面向的就是这样一群人——尽管有些已经确诊，有些从未经过诊断，但他们的父母都患有边缘型人格障碍。

你在阅读本书的时候可能会发现，书中的许多讨论和例子对你来说都是那么栩栩如生、似曾相识，这甚至会让人感到害怕。在你看来，书中的有些部分也许会显得不那么真实，但这并不意味着你不适合阅读这本书。边缘型人格障碍在不同的时间、不同的条件下会有各种不同的表现。边缘型人格障碍患者的表现也是各式各样令人迷惑的，在他们和自己所爱的人交往时更是如此。这对相关的各方（不论是父母、子女还是其他和边缘型人格障碍有关的人）来说都是一个问题，但解决问题的道路并不是平坦而笔直的。

拥有患有边缘型人格障碍或表现出相关症状的父母，这种经历是极端个人化的。尽管如此，成年子女们还是会经历一些共同的典型阶段，在经历这些阶段的过程中，他们将开始理解自己所处的环境和自己的反应；这些阶段包括：否认、绝望、愤怒和接受，如果情况理想的话，还会有某种问题已经解决的感觉。当然，这几个阶段的顺序并不总是线性的。你的情绪可能会上下波动，难以承受的感觉可能会去了又来。就在你觉得自己已经"克服"了的时候，某些画面、言论或行为又会将你带回到情绪混乱的境地。这就像是在雨中登山：进一步，退半步，有时候甚至会退两步。整个过程将十分漫长，即使如此，你也总是看不到旅程的尽头。但通过这个过程，成年子女们将认识到他们并不孤独，有许多和他们有相似经历的人正在和他们一起感受着迷惑、挫败或痛苦，如果他们学习应对、不断成长，情况就会不断地得到改善。

改善并不总是会发生，有时候，人们很难对此一直保持乐观和激情。不过，对于正在阅读此书的你来说，最重要的就是设定符合实际的目标，保持开放的心态，避免极端思维，并对自己保持耐心。

本书引用了多位专家的见解，其中也包括玛莎·林汉博士，她完善了辩证行为疗法（DBT），是一位先驱人物。DBT目前已经被广泛地应用在边缘型人格障碍的认知疗法之中。包括弗雷达在内的数千名临床医师都认为，这种疗法很有效地帮助了他们与患者及其家属进行接触。同时，本书中也有大量原创内容，为你提供了多种可供练习和思考用的方法与工具。

本书由两位作者合作完成。作家金伯利提出了本书的构思，安排了对临床医师和父母患有边缘型人格障碍的成年子女的采访，并写作了本书绝大部分的文字。弗雷达作为本书的临床医学顾问，为本书提供了自己的专业知识，并根据自己多年来与边缘型人格障碍患者及其家属接触的亲身经验撰写了其中的部分章节。为了能使读者从多个侧面了解这一主题，书中用不同的方式来呈现各个素材。这并不是一项简单的工作，因为素材中的各位相关人士都表现出了相当强烈的情绪和信念。本书主要反映了父母患有边缘型人格障碍的成年子女的看法，患者本人并不在我们的采访范围之内。不过，弗雷达根据她的临床经验所撰写的部分也从侧面反映了这些父母的内心世界。

在我们所接触到的一些案例中的父母，已经被临床医师正式诊断为边缘型人格障碍患者。在另一些案例中，则只是其成年子女或他的治疗师强烈怀疑其患有边缘型人格障碍。在阅读本书的时候请一定注意，不要根据本书来"诊断"你所怀疑的人是否患有边缘型人格障碍。你在阅读本书的时候可能会发现，我们在书中所描写的症状和情境与你的父母以及你所遭遇的情况极其相似（正因如此，我们也希望书中所描述的方法能够帮助改善你的状况）。然而就本质上而言，对患者做出诊断是专家的任务；与本书采访对象相关的那些情境绝不仅仅是边缘型人格障碍患者所独有的。这些情况也发生在千百万个其他的家庭中，这些家庭中的父母可能患有抑郁症、焦虑症、具有心理创伤、嗜酒、滥用药物，也可能患有其他类型的人格障碍或心理疾病。

那么，我们为什么要专门写一本关于边缘型人格障碍患者对其成年子女潜在影响的书呢？与前面提到的其他类型的心理健康问题相比，专家们对边缘型人格障碍的了解更少，所采取的治疗措施也更不充分。而了解与治疗可以给人们一个"解释"，让人们在某种程度上能够更容易地面对相关的问题。

愿各位都能够迎接挑战，适应变化，并拥有一个美好的未来。

引言

儿时，你是否总是觉得自己不够好，做得不够，令父母、继父母或其他监护人感到失望，无论如何努力都无法使他们高兴？你是否觉得自己有责任使父母感到高兴，是否在自己快乐时感到羞耻？你是否因为自己做了或没做什么事而厌恶自己，是否觉得自己无论做什么都是错的（并为此付出了代价）？你是否因为自己没有做过的事情而受到指责？你是否在有的时候感觉自己像个受人操纵的木偶？前一分钟还受人赞赏后一分钟就被人厌弃？因为父亲或母亲的行为没有道理而感觉自己"疯了"？怀疑自己的直觉、判断或者记忆，觉得自己一定是忘记或误解了什么？你是否觉得与父母在一起时每时每刻都要保持警惕，父母的行为从来都无法预测？

你没有疯狂，过去没有，现在也没有，尽管你可能仍然觉得自己疯了。使你产生这种感觉的很可能是你患有边缘型人格障碍的父母对待你的方式。

尽管这种病症相对常见，但边缘型人格障碍经常被治疗师忽略或误诊，也常常得不到患者本人的承认。这是一种令人疑惑的复杂疾病，给每一个相关人士都带来了极大痛苦：对于边缘型人格障碍患者和试图帮助、理解他们的治疗师来说是如此，对于需要忍受这种疾病所带来的不可预料影响的孩子们来说更是如此。

没有人可以挑选自己的父母，对于小孩子来说，一旦来到这个世界，你就无法摆脱与他人的亲属关系。事实上，你极其需要通过这种关系来获得食物和避风港，来敦促自己学习，来帮助自己建立与社会互动的模式，来养育自己，来感染自己，来给予自己无条件的爱。然而，如果你的父亲或母亲患有边缘型人格障碍，那么他或她将很可能无法持续不断地提供给你以上的一切，这并不是你的错。他们自己可能也没有获得过这种关心。这听上去有点讽刺，但你的父母可能已经有意无意地将你变成了他们的监护人，好让你满足他们的需求，让你成为那个提供滋养和情感支持的人，尽管那时你还只是个孩子。

这些话听上去是否很耳熟？

以下哪些描述符合你在成长过程中对父母或监护人的感受？

◆ 父母经常无情地拿你的身体、心理、智力、习惯或其他方面的特征来嘲笑你。

◆ 你对事件和对话先后顺序的记忆与父母有很大的不同。

◆ 你的父母极其依赖你，其中有些细节甚至令人难以启齿，他们希望你保守他们的秘密，并站在他们一边。

◆ 父母对待你就像对待一个小大人，而不是对待一个孩子，他们期望你像大人一样总是能够承担责任，比如让你安慰他们，经常让你做饭、打扫卫生、照顾兄弟姐妹并承担其他责任。

◆ 你的感受被打折、否定、批评或无视。

◆ 不容许你表现出强烈的感情，尤其是愤怒。

◆ 很少对你表现亲密，无论是在肢体语言上还是情感上——比如拥抱、亲吻、告诉你他们爱你。

◆ 要求你达到极高的，甚至是不切实际的标准，而且这些标准经常变化，让你很难知道他们到底对你有何期望。

◆ 对你的外表或行为表现出暧昧的或前后不一的看法。

◆ 不鼓励你独立思考或者拥有、发表自己的观点。

◆ 不尊重你的隐私，并且（或）随意动你的私人物品。

在你成长的过程中，你是否感觉：

◆ 害怕？

◆ 迷惑？

◆ 愤怒？

◆ 羞愧？

◆ 承担很多责任？

◆ 显得远远比你的实际年龄和你的同龄人成熟？

◆ 倦怠？

◆ 被无视?

◆ 不被关爱?

如今，已经成年的你是否：

◆ 发觉自己的人际关系不健康，自己在人际关系中处于
  屈辱而得不到满足的地位?

◆ 感觉无法信任他人，不能摆脱自我防卫的心理?

◆ 不论是与家人、朋友还是陌生人相处，期望值都降到
  最低?

◆ 感觉自己要对他人的情绪、感受和行为负有责任?

◆ 将别人的需求摆在自己的需求之前?

◆ 不知道自己到底需要什么?

◆ 倾向于不相信自己的感觉和反应?

◆ 对成功感到不自在，不容易享受生活?

◆ 在社交场合和新环境中感觉极其焦虑?

◆ 害怕冒险，尤其是在与人相处的时候?

◆ 要求自己达到几乎完美的标准?

◆ 感觉自己一无是处、没有希望、心理压抑?

如果你亲身经历过这里面的许多情况，那么很有可能，你
也是由患有边缘型人格障碍或具有边缘型人格障碍症状的父母
所养大的。这种经历也很有可能仍然在做人的基本层面上潜移
默化地影响着你。这些经历塑造了你的为人，并很有可能将继

续影响你的行为和你的人际关系，例如如何与人相处，选择与谁相处、与谁成为朋友、与谁成为伴侣、与谁坠入爱河。

一种新现实

本书关注的不是功能失常的家庭或糟糕的母亲（尽管在确诊的边缘型人格障碍患者中，女性患者的人数是男性的 3 倍，后文中将简要介绍造成这一现象的原因）。我们所关注的也不是责备或堕落——塑造你们的不仅仅是功能失常的过往，你们也必须自己肩负起创造自己需要的新生活的责任。当然，弄明白边缘型人格障碍对你的生活到底造成了哪些影响是很重要的。同样重要的是，你应当明白，边缘型人格障碍无法决定你是谁，也无法决定你的命运。

本书只关注两方面的内容：**理解**和**改变**。不论你的父母是否健在，我们都希望本书能够帮助你理解自己作为边缘型人格障碍患者的子女的童年生活，帮助你认识这一切对你的影响，并引导你摆脱负面的想法、理念、感受和习惯，迎来更加积极的人生。我们也希望你能够通过阅读本书而在心中想象并创造出一个你希望自己能够成为的形象，并开始构建一个你想要的未来。这句话听上去可能有些老套，但却是事实：你值得拥有幸福。

作为边缘型人格障碍患者的子女，你自出生以来的成长环境可能已经使你养成了一些习惯，形成了一些理念。尽管你自己可能没有意识到，但在你还是婴儿的时候，你就已经从父母的抚摸、语调和呼吸节奏中本能地感受到了愤怒、挫折和绝望。在成长过程中不断地面对反复无常而又激烈的情绪变化使你形成了条件反射，就像医生用小橡胶锤敲打你的膝盖时，或者别人在你的身后叫你的名字时，产生的那种条件反射。这种根深蒂固的反应在你的成长过程中也许很好地保护过你，使你在身体上、精神上、情感上不受患有边缘型人格障碍的父母的伤害，但这种反应也很可能已不再能适应你的生活 —— 事实上，它可能会阻止你全面地了解并接受自己。关键在于，你适应环境的技能和与人相处的方式与你的情感指令系统密不可分，而你却几乎每时每刻都在质疑它们。这一切就像有色眼镜一样决定了你的世界观，并由此决定了你理解这个世界、与这个世界互动的方式。

我们在书中假定，你想要使你的生活发生一些好的变化；你模糊地意识到生活远远不是你想的那样，不是你被告知的那样，也不是你和家人生活在一起时的那样。我们假定，你想要追逐那新的可能性，尽管过程可能令人感到害怕。不论你的情绪正处于什么状态，我们都在书中假设，你具有那种潜力，并且你愿意 —— 也有勇气 —— 将潜力变成现实。

如何开始不戴有色眼镜重新审视你的生活呢？如何了解自己、相信自己，拆除环绕在周围的防御呢？如何开始孕育更美好的新生活呢？怎样学习看到别人的长处，认识到自己值得获得健康的人际关系和美满的生活呢？本书将帮助你探寻可能的方式。你将按照自己的节奏做出你自己所选择的改变。尽管过程可能会漫长，改变不会在一瞬间发生，但你所获得的回报将会是巨大的。

过去这些年中，已经有多部关于边缘型人格障碍的好书出版。去图书馆或者书店逛一圈，你就会买到一大摞面向患者或其家人的书，这些书在十多年前都还不存在。你还可以在网上找到大量的网站、聊天室及其他相关资源。我们在第1章里简要地介绍了边缘型人格障碍及其研究的历史，但这并不是简单重复别人的工作，而是要把前人的工作作为更进一步探索的跳板。

如何使用本书

本书的第1章简要地介绍了这种疾病的表现和症状，并解释了这种病症对孩子的影响。如果你是第一次听说边缘型人格障碍，或者听说过这个词但不了解其实质，那么这一章会对你有所帮助。

如果你很了解边缘型人格障碍的症状和患者的行为，并且认为你的父母、继父母或其他监护人中有人患有这种疾病，你可以跳过第1章，直接阅读第2章。第2章介绍了在童年时获得的信息如何持续性地影响你。如果你的伴侣、朋友或家族成员，他们的父母是边缘型人格障碍患者，本书将告诉你这些经历如何塑造了你所认识的这个人。

在本书中，我们将用"成年子女"一词来指代父母患有边缘型人格障碍的成年人。"父母"一词还包括继父、继母、祖父、祖母，以及其他肩负儿童监护人职责的成年人。

你将在本书中看到不少标有"停下来，想一想"的部分。这种练习可以帮助你接受书中的理念，并将其应用到自身的环境和经历中。你也许需要一个记事本来记下自己的反应，以便衡量自己的进步，记得写下每次记录的日期。

诊断书不是唯一的标准

如果你的父母从来没有被专业人士诊断过，那么在阅读本书的过程中，你可能会想要知道，他们是不是真的患有边缘型人格障碍。你的父母可能被诊断患有其他疾病，比如抑郁症、精神分裂症或者双相情感障碍。你的父母可能还有滥用药物的情况。边缘型人格障碍不是凭空出现的；它可能会伴随其他疾病而发生。此外，由于具有此类行为的人并不总是会去寻求帮助，临床医师并不总是能够诊断出边缘型人格障碍来。事实上，你不需要成为一个注册医师就能够识别出不健康的、令人困扰的行为。诊断书并不代表疾病本身。如果你所读到的内容与你的经历产生了共鸣，书中的练习使你想要换个方式来面对烦人的行为和理念，那么你就能从本书中获益，不管你的父母有没有被诊断出边缘型人格障碍。

你在本书中读到的故事都取材于对于成年子女和其他家庭成员的访问和临床治疗。在与成年子女的交流中，我们发现他们的经历都极其相似。边缘型人格障碍的症状可以在两个极端间跳跃 —— 极度愤怒或无法表达愤怒，理想化他人或贬低他人，这使得边缘型人格障碍的诊断在临床上变得极为棘手。尽管如此，成年子女们还是会发现他们具有许多相同的经历，并从中分辨出典型的边缘型行为。

这些观察、经历和记忆的极端相似性使我们能够组合出一幅完整的图景。我们在讲述这些故事时改变了里面人物的姓名和那些能够被人辨认出来的环境因素，以便保护当事人及其家人的隐私，这些改动不会削弱故事本身。

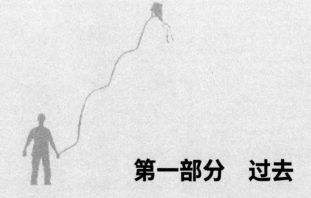

第一部分　过去

第1章

我从不知道这是一种病

"嗯，你说的是什么意思？"人们在听到边缘型人格障碍这个词时常会这么问。这个词描述了一种不能调节、掌握自身情绪，并在内心深处害怕被抛弃的病态。边缘型人格障碍是人们研究最少、了解也最少的疾病之一。

"嗯，你说的是什么意思？"人们在听到边缘型人格障碍这个词时常会这么问。这个词描述了一种不能调节、掌握自身情绪，并在内心深处害怕被抛弃的病态。边缘型人格障碍是人们研究最少、了解也最少的疾病之一。不过，随着公众意识的觉醒、相关机构的推动、对相关临床研究的资助逐年上升，这种情况正在得到改善。

BPD（边缘型人格障碍）这三个字母常常引得职业医师们摇头叹息。由于其症状多样、程度各异，许多医生都无法诊断边缘型人格障碍。即便确诊，很多医生也不确定应当怎样治疗，考虑到这种心理失调疾病的复杂性，许多医生都对治疗方案犹豫不决。

沉默应对

我们在新闻媒体上很少见到关于边缘型人格障碍的内容，考虑到在美国患有这种疾病的人数，以及我们通过各种途径获知的这种疾病对患者家人的持续折磨，这是一个奇怪的现象。在美国，边缘型人格障碍患者占到了总人口的2%，也就是600万人。如果把患者的伴侣、子女、父母、亲人、朋友和同事考虑进去，受到这种疾病影响的人数将达到3000万之多。女性杂志上充斥着坚挺的乳房、蓬松的蛋奶酥、育儿经和着装指南，男性杂志则总是就性、教育子女、感受自身，甚至如何做饭提出各种建议。没有人谈论边缘型人格障碍。

造成这一现状的原因之一，可能就是没有什么特效药或速效疗法可以让患者康复并迎来幸福的未来。边缘型人格障碍太过复杂，无法用简洁鲜活的大字标题描述出来，好动的听众们喜欢换台，有关边缘型人格障碍的话题又太过沉闷。

"当我和临床医师交流的时候，我花了30分钟的时间才让他们明白边缘型人格障碍到底是怎么一回事，而在电视上这么做是行不通的。"兰迪·克莱格在2001年时曾如此表示。而且也没有哪个名人站出来讲述他们与这种心理失调疾病做斗争的经历。事实上，与这种疾病有关的名人几乎都名声不佳：琼·克劳馥*，玛丽莲·梦露，文森特·凡·高。可以说，声称自己在和边缘型人格障碍做斗争并不能给名人带来什么好名声。

由于人们对边缘型人格障碍采取了缄默的态度，成年子女们在第一次读到关于这种疾病的详细文字描述时常常会流下如释重负的眼泪。这些描述给了他们那令人迷惑而又爱恨交织的童年一个定义，一个解释，一种确认。"我一直以为是我疯了。""我就知道有什么不对，但我没办法确切指出来到底是什么不对。""我只知道这种生活，我还以为这就是正常的。""小

---

* 早期好莱坞著名女演员，在公众视线下表现得与女儿亲密无间。但她的女儿在长大后出版了《亲爱的妈咪》（*Mommie Dearest*）一书，并在书中揭露自己儿时与母亲的糟糕关系以及所受到的不公正对待。

时候，我们如履薄冰，但我不知道其他孩子的生活并不是这样。"很多人在第一次读到关于边缘型人格障碍的文字描述时做出了这样的反应。

边缘型人格障碍患者的表现各式各样，且缺乏一致性和协调性，有时候，他们显得完全正常、理性，理解自己所处的位置，容许身边的人自己探索感知现实。同样地，当他们表现"出格"或极度愤怒的时候，这种爆发会极其的强烈，以至于爱他们的人会强烈地怀疑是自己做错了什么才引发了这剧烈的情绪爆发。知道不是自己做错了什么，得到一个解释，真让人如释重负！

性别差异

边缘型人格障碍通常被当作是性虐待的产物，这也许解释了为什么确诊的女性患者要多于男性。根据许多研究的结果，边缘型人格障碍与性虐待之间确实存在某种关系，但简单地将两者直接联系在一起实际上是将问题过分简单化了，忽略了先天原因、虐待的严重性等因素；其他类型的创伤和疏忽也应当被考虑在内。

此外，《与内心的恐惧对话》一书中记录了克莱格和梅森列出的女性边缘型人格障碍患者多于男性的一些可能原因：女性在社会上更容易接收到前后不一、无效的信息，社会要求女性更依赖别人。因此，她们对拒绝更加敏感。克莱格和梅森同时指出，男性边缘型人格障碍患者的实际人数可能比统计数据要高得多。他们指出，男性在存在心理问题时通常不会寻求心理医生的帮助，因而，他们的问题也更不易被诊断。另外，临床医师更容易将女性诊断为边缘型人格障碍患者，即使男女两个患者的病历资料基本一样时也是如此。

漫漫康复路

边缘型人格障碍极难被治愈，但并不是无法医治。边缘型人格障碍患者的症状可能会改善，但这也许需要多年的时间。药物，尤其是抗焦虑和抗抑郁类药物，再加上心理治疗，这是目前最常用的手段。由于边缘型人格障碍患者通常都会否认自己的病情，因此那些"高度功能性边缘型人格障碍"患者的病情更难获得改善。

另一种治疗边缘型人格障碍的常用方式是辩证行为疗法（DBT），这种疗法由西雅图心理学家、边缘型人格障碍治疗专家玛莎·林汉发明。林汉解释说，DBT"有点像专业版的《严酷的爱》*"，剧中的人物总是在期望着改变，并希望能够接受当时的自己。她的方法帮助病人调和了他们的极端想法，重塑了他们扭曲的认知——舒缓了他们僵化的思维，软化了极端的情绪，并使他们养成更加健康的生活习惯。治疗师使用DBT来评判边缘型人格障碍患者依赖病态行为的原因（例如

---

* *Tough Love*，2001 年上映的电影。

"当你极度愤怒的时候，你可以表达你的愤怒，其他人就会按照你的想法去做"），并帮助他们找到改变的方式。尽管改善可能会很缓慢，但许多病人都发现改善是实实在在的，他们会发现自己还可以用其他的方式来感知和解释发生在身边的事件。

了解症状

《精神疾病诊断与统计手册》（DSM-IV-TR，美国精神病学会，2000）上列出了9条供临床医生诊断边缘型人格障碍的标准。如果病人的表现满足了其中的至少5条，他们就可被诊断为边缘型人格障碍患者。但有一点需要澄清：病人的这些表现必须是经常性的，而不是偶发的。几乎每个人都会偶尔表现出诊断标准中所列的症状，尽管程度可能不那么剧烈。看到这张诊断标准，许多成年子女都会说，"哦，我也这样过，"或者，"我有时候也符合上面的描述。"

他们很可能是对的 —— 在某种程度上。《与内心的恐惧对话》一书的共同作者、社会工作硕士保罗·雪莉解释说，"绝大多数心理疾病，如果不是全部的话，都是正常行为的放大。每个人都会时不时地跑回来看看自己到底有没有锁门，但这并不意味着他们都患有强迫症"。他以"医科学生综合征"为例说明了这个问题 —— 许多医科学生在学习时都会发觉自己也具有正在学习的那种病症的症状。但偶尔表现出某种行为，或者时不时地有一些负面的想法，这些都不能够被当作诊断的依据，尤其是在那些负面想法没有实质性地影响你的行为的时候。

在阅读下文的症状描述时请注意，边缘型人格障碍的症状具有反复发作的特征，有可能在过去的几年中一直持续地出现，并危及了正常的人际关系和日常生活。边缘型人格障碍患者的成年子女确实可能会偶尔表现出一些边缘型人格障碍类的行为——毕竟，你们就是在这样的环境中成长起来的。但这并不意味着你也患有这种疾病（如果你一直担心自己也患有这种疾病，请联系一位心理健康专家为你诊断一下）。

同样需要注意的是，尽管存在这个现成的诊断标准（美国精神病学会现已发布了第 5 版诊断标准），但不同的边缘型人格障碍患者有着各种不同的表现，这也是造成这种疾病难以被诊断，并难以被家庭成员所理解的原因之一。例如，有些成年子女在儿时可能有这种经历——躲在紧锁大门的卧室里等待父母那随机的狂暴情绪过去；但另一些成年子女却记得他们的父母从来都不能忍受并表现出哪怕一丁点的愤怒情绪。很难让人相信，这是同一种疾病的两种不同症状。

边缘型人格障碍的症状

我们将《精神疾病诊断与统计手册》中所列的症状都用普通人能够听懂的语言重新表述，并在后面加上了解释和简评，以便帮助你理解这些症状。我们还在文中提供了边缘型人格障碍患者的子女常常会从父母那里感受到的信息。

1. 疯狂地拒绝真实感受，感觉到被抛弃或拒绝。

边缘型人格障碍患者通常自我认知能力都很差，他们需要依靠其他人的存在来体验自己的价值。他们极其害怕独处，因为独处时他们很可能会做出一些绝望的举动，并导致他们一直试图避免的被抛弃或拒绝的感觉（反过来这又会进一步地加剧他们的恐惧）。

"人人都爱开玩笑，说自己有一个可怕的婆婆。"39 岁的鲍勃说，他的母亲患有边缘型人格障碍，"但我想我的妻子丽莎可以当之无愧地这么说。就在我们结婚前一周，一天晚上在饭店里，我母亲和丽莎吵了起来。丽莎试图争辩，而我母亲直接骂她是妓女，然后戏剧性地夺门而出。之后的几天她不断地在电话上留下表示愤怒的语音信息，我们都当作没有听到。就在婚礼前两天，我的一个阿姨打电话告诉我，我母亲因为自杀未遂而住院了。"

患者的子女常常会感觉到：

◆ 我不能离开家，不能下车、不能抛下他们等。
◆ 和父母待在一起是我的责任。
◆ 如果我能那样（花更多时间、按她说的做、多说几次"我爱你"），她就不会那么沮丧那么焦躁了。

2. 人际关系紧张而不稳定，对他人的感情不断地在极端爱护与极端愤恨间摇摆。

边缘型人格障碍患者倾向于给人贴标签，他们不能够很好地同时感受两种情绪，也不能够同时看到别人的优点和缺点。他们在看人时倾向于只看到对方的好处或者坏处，对方不是英雄就是恶魔，不是盟友就是敌人，他们不会认为某人"整体不错，但有个别缺点"。有时候，他们会给自己的后代贴上标签，认为某个子女十全十美，而另一个则一无是处。或者他们也会给同一个人贴上不同的标签：这个星期（这一天、这个小时），老板还是世界上最糟糕的人；下个星期（下一天、下一小时），他就变成了值得信赖的良师益友。不论标签是怎么贴的，这种非黑即白的极端思维随时都可能会发生，根本不需要外部因素的触发。

丽安娜觉得她的母亲丽塔患有边缘型人格障碍。按照她母亲的说法，丽安娜什么事情都做不好，她被当作是家里的坏孩子。丽安娜早年离家，很年轻就结了婚，并有一个孩子。丽塔一有机会就说她的坏话——在家里、在朋友面前、在同事面前，只要有人听，丽塔就会讲述她那毫不可爱、不负责任的女儿的故事，并且要撇清她和孙女的关系。丽塔的儿子吉恩就完全不同了。尽管在吉恩十几岁时，丽塔也常和他争吵，而且吉恩现在也还是个酒鬼，但在丽塔看来，他是一个完美的儿子。每当吉恩忘记了丽塔的生日，丽塔都会以"他可能很忙"来为他开脱；吉恩被开除时，丽塔将吉恩老板的管理能力批得一文不值。

他们的子女常常会感觉到：

◆ 如果这么做，我就会成为多变的父母眼中的好孩子。

◆ 世间万物非好即坏，非黑即白，没有例外。

◆ 如果一个人有缺点，那么他就是恶魔；世间之人只有好人和坏人、盟友和敌人之分。

◆ 没有灰色空间，也没有中间地带。

◆ 我很受宠爱；如果我继续按父母期望的做，我就会一直是他们最喜欢的孩子。

◆ 我被人厌恶。我要更努力、做得更好，这样才能够赢得他们的爱。或者，我一文不值，还有什么好努力的？

◆ 头一天我还受到宠爱，第二天就被讨厌 —— 世界真是个充满矛盾的地方，我根本无法左右别人对我的态度和周围发生的事物。

3. **不能够定义自己，不能描述自己的喜好、愿望；自我知觉不稳定。**

成年子女在谈论患有边缘型人格障碍的父母时都有一些常用的描述：反复无常、优柔寡断、像只善变的美洲豹。患有边缘型人格障碍的父母经常会改变自己的想法、观点甚至价值观，这主要取决于他们与谁在一起，他们想要表达什么。有些边缘型人格障碍患者甚至无法决定12月时到底要庆祝哪个节日*，无法决定他们到底信仰哪种宗教。

"'你到底是谁，妈妈？'每当我因为承认做错事而被送回屋里时我都会这样悄悄地对自己说。"罗丝说，"这对我而言就像是一个仪式。我关上门，坐在床上，然后提出这个问题。今年我已经43岁了，但我仍然不知道这个问题的答案；她总是在变，好像她不能忍受长时间扮演同一个角色一样。"

"每天都像是万圣节。"玛莎说，她的父亲是边缘型人格障碍患者，"我们无法知道下一周他将戴上哪个面具，穿上哪身演出服。一天，他穿着一身黑皮衣，将全新的哈雷摩托停在前院里出现在我们面前。那是早春的时候。大概一个月后，他从办公室里打电话给妈妈 —— 他是个会计师 —— 让妈妈带我们去快艇俱乐部。他在那里向我们展示了他新买的快艇。那天他穿着另一身行头，我和我的兄弟姐妹们管那叫他的'船长服' —— 卡其布的斜纹裤，浅蓝色的 T 恤衫，配有徽章的海军夹克再加上航海靴。他曾经告诉我们，他讨厌海水，这就使整个场面看上去更加地超现实。我们这些孩子至今都还记得那天的所有细节。"

患者的子女可能会感觉：

◆ 他太需要我了，我整个人都是他的，我们就像一个人一样。

---

* 12 月份的圣诞节与犹太人的光明节是同一天。

◆ 这个人不真实。

◆ 我不能把他的话当真，因为到明天他就又变卦了。

◆ 他很善变。

◆ 我们都戴着面具；我们表现出的样子和真实的我们之间不一定存在联系。

4. 冲动、冒失，存在滥用药物、暴饮暴食、挥霍无度、性滥交、飙车、在商店里顺手牵羊等危害自身的行为。

研究表明，30%的边缘型人格障碍患者存在药物滥用的情况，20%的边缘型人格障碍患者患有饮食失调症。边缘型人格障碍患者还常常会冲动行事，或进行不安全的性行为。有些患者挥霍无度，通过不断地满足购买欲来感受他们自身的存在。有些患者则沉迷于赌博。他们的冲动行为看上去就像是小孩子一样，想要什么就必须要得到什么，不管可能的后果。蹒跚学步的小孩子常常会说："我要！现在就要！"许多边缘型人格障碍患者的成年子女也会对此产生共鸣。

一个年轻人还记得他的母亲在离婚后不断地追求"流浪汉式的"男朋友，"我知道不应该以貌取人，但那些人看上去太吓人了 —— 而且一个接着一个。我那时只是个小孩子，但我也怀疑这种'习惯'是否健康。"

另一个人还记得他那喝醉酒的父亲开车带他出去兜风，"他连路都走不了，更别提开车了。他简直是在飙车 —— 速度快得像魔鬼一样，不断地在路上打转，轮胎被磨得直冒青烟。

尽管我觉得需要保护他，但我那时候一直在心里期望警察将他抓起来关一段时间，好让他停下来。看起来他就像是下定了决心要把我们都弄死似的。"

子女们可能会觉得：

◆ 我需要照顾他。

◆ 如果我……的话，我就可以让他不那么冲动了。

◆ 如果我是个更称职的儿子／女儿，他／她就不会这样／有这些问题了。

◆ 我无法影响到他人／我对别人的影响太大了。

5．不断地企图自杀、威胁自杀或自我伤害。

边缘型人格障碍患者的自杀率很高：根据美国精神病学会1994年版的《精神疾病诊断与统计手册》（DSM-IV），大约8%到10%的边缘型人格障碍患者选择了结束自己的生命。另外一些则可能威胁自杀、自杀未遂或者把威胁自杀当作一种传达绝望、企图唤起他人反应的工具。

一位边缘型人格障碍患者的成年子女还记得自己祈求父亲不要和母亲离婚，因为她确信一旦离婚母亲就会自杀。一天晚上，她的母亲钻进被窝里告诉她，"我不知道你爸爸走了我该怎么办。我可能会一枪崩了自己。没有我在你和你弟弟也会没事的——你爸和他的新老婆会照顾你们。"

他们的子女可能会感觉到：

◆ 如果边缘型人格障碍患者死亡，或者企图自杀，那都
   是因为我。
◆ 我有责任保护他，使他们不受伤害，免于死亡。
◆ 我很坏；如果我再乖一点，我的父母就不会伤害他们自
   己了。
◆ 别人的（负面）反应都是因为我，都是我能够控制的。

**6. 情绪多变，情感反应极端，在几小时到几天的时间里
反复表现愤怒或焦虑。**

许多成年子女形容他们那患有边缘型人格障碍的父母的情
绪变化就像"杰克博士和海德先生"*，从快乐仁爱到狂暴恐怖
只需几个小时甚至更短的时间。患者本人通常不记得——或
者声称不记得自己在发狂时说了什么、做了什么。他们的子女
表示，情况就好像"两小时后我再次回到家，他表现得就好像
什么事都没有发生过一样"。

"我永远也忘不了我的大学毕业典礼。"41岁的约瑟夫说，
他的父亲是边缘型人格障碍患者，"我父亲看上去是那么的骄
傲，见人就说我拿到了学位而且在曼哈顿找了一份好工作（我

---

*史蒂文生的小说《化身博士》中的人物，受人尊敬的科学家杰克
医生喝了一种试验用的药剂，在晚上化身成邪恶的海德先生四处作恶。

确实得到了那份工作）。他还告诉我他是多么羡慕我所取得的成就。这对我来说意义非凡 —— 我的父亲不是个善于赞扬别人和表达自己的人。参加完典礼后的餐会之后，在开车回家的路上，弟弟开玩笑取笑姑姑糟糕的烹饪技术，我大声地笑了起来。我父亲一脚踩下刹车，眼中充满了杀气地盯着我，他大声地指责我忘本，因为自己是家里第一个大学毕业生就瞧不起别人。他只发作了几分钟，但那几分钟里他说了好多最伤人的话。直到今天，一旦有什么特别的事情发生，我都迫不及待地要去享受 —— 以防事情突然之间发生逆转。"

患者的子女们可能会感觉到：

◆ 我永远无法得知下一个小时我将面对什么。

◆ 我学会了去注意那些最细微的线索，以便在突变发生前有所准备。

◆ 我不相信你告诉我的话，因为几天、几小时甚至几分钟之后，你就会，并且极有可能改变主意。

◆ 最好不要对周围的情形或取得的成就表现得过于兴奋，因为我的快乐可能会引发剧烈的反应。

◆ 还是不去享受好东西来得更容易一些，因为幸福过后，随之而来的很可能就是耻辱。

7．持续性或经常性感觉被掏空、内心空虚或虚假。

边缘型人格障碍患者常会告诉治疗师，他们感觉极度无聊，或者内心深处感觉空虚，正因如此他们才会滥用药物和酒精，迷恋金钱和财产，或者自我伤害。他们缺乏支撑自我的核心，缺乏可以依赖的自我意识；他们感觉无法自控，需要依赖他人，并充满受害者情结。尽管边缘型人格障碍患者时不时地会激烈爆发出来，但他们的家人、亲友和治疗师们却常常觉得，他们空洞、虚弱。

"我妈妈喜欢扮演'完美主妇'，四处向别人宣扬她那高超的厨艺、精湛的教子之术，以及她是如何关心我们的最大利益。"一位女士回忆道，"当然，她确实做了一些事——只不过是在极其罕见的情况下。平常，她的表现极不稳定且充满了破坏力。我们根本无法知道她什么时候会发作，每当她发作时我们就会受到无声的惩罚——把我们锁在屋外，或者因为什么未知的理由而受处罚。就好像她完全知道完美主妇是什么样子，并真心地相信自己完全适合这一角色。然而绝大多数时候，她的表演都会可悲地失败，然后她就会因为她所表现出来的缺陷而责备我们。我们都明白家里真实发生的事情是家里的秘密，不能告诉外人。总之，很长时间以来，她都使我们确信，我们受到这种待遇是我们活该，告诉别人只会令自己再次蒙羞。"

患者子女的感受可能包括：

◆ 我无法依靠你，你的心思不在这儿。

◆ 我必须管好自己的嘴，保护好你，不然……

◆ 我要为你的自我意识负责。

◆ 让你感觉到自己是一个完整的人，这是我的责任。

⑧ 无法表达或过度表达愤怒，经常情绪激动、表现愤怒，一再与人发生肢体冲突，言辞极端尖刻或表现孤僻。

暴怒，许多成年子女对此都很了解。引起暴怒的原因可能是衣柜里的衣服挂歪了、饮料洒在了桌子上、电视声音过大、生病、提醒边缘型人格障碍患者某事并不是他所记得的样子，或者要求离婚。无论导火索是多么微不足道或多么严重，夹杂着言辞攻击与肢体暴力的暴风雨（这种情况一点儿也不罕见）都会突然爆发，然后又迅速地归于平静。有些忍受暴风雨的人报告说他们必须要逃离现场——逃到屋外、车外，或逃进一间大门紧锁的安全屋。他们在心里对失控的边缘人格父母潜在的暴力行为充满了恐惧。

由于无法很好地处理自己的愤怒，边缘型人格障碍患者很有可能会表现出被动侵略性行为。比如一位女性要求她的女儿和自己进行互相拉扯对方头发的比赛，直到其中一方从对方头上揪下一撮头发来，或者其中一方因为太疼而投降，比赛才会终止。当然这一切都是在"好玩"的名目下进行的。

"我那时候大概 4 岁。"46 岁的丽兹贝斯回忆道，"蜷缩在餐桌底下。我妈妈蹲在我面前，堵住了所有的退路，把我的脸按进了一盘食物中，那盘菜是我要的，但没有吃完。她就让我挂着满头的鸡蛋到处跑，直到她打算为我洗澡为止。她还会跟别人到处讲这事儿，并且说，'所以她现在才有点怪怪的。她小时候可受过虐待呢。'然后，她就会大笑起来——'咯咯咯咯'地笑。"

边缘型人格障碍患者可能会将愤怒转移到周围的人身上，这对那些想要与他们交流真实感情的家人和亲友来说是一件令人生气的事。患有边缘型人格障碍的父母，可能不会接受他们的行为所导致的后果，他们也不愿意听别人说他们可能造成了别人情感或身体上的伤害。如果你试图说明他们的行为，他们就会激动地大声谩骂，或者冷漠地置之不理，并让你来承担不是（"如果你不这么做，我就不会打你了"）。

"小时候，我妈妈根本不容许我发怒。"罗伯特说，"每当我开始高声争辩时——几乎每次都是要反驳我那边缘型人格的母亲对我的无端指责——我就会被禁闭在自己的屋子里。如果我抗议，她就会说，'等你冷静下来我们再谈。'但我们从来都没谈过。曾经有一次她还几天都不和我说话，然后忽然之间，就像打开电灯开关一样，我在她眼里就又是一个可以说话的人，而不是一个只能被看看的物件了。我给她写了很多字条来解释我并没有撒谎或者使坏，我能够满足她的要求。我晚上把字条给她，字条的结尾总是写着我很抱歉让她伤心、我很爱她。第二天早上，我就会发现那些字条被揉成一团扔在垃圾桶里。我会问她有没有收到我的字条。她则回答，'过会儿再说'。这么过了许多年之后，当我长到十几岁时，她对我说，'你看上去很愤怒。'哈，想象一下。16年来一直被压抑，因为没有犯的错而被指责，被一个不讲道理的人定性为不理智，甚至连申辩的机会都没有。想象一下你只有 3 分钟时间站在证人席上为自己辩护，但对方律师却用胶带把你的嘴给封了起来。'你眼力真好。'我当时就想说，'你说得太对了，我是很愤怒。'"

患者的子女可能会感觉到：

◆ 我不应该表露自己的情感，尤其是愤怒。

◆ 我需要小心言行，不要惹你勃然大怒。

◆ 暴怒或悔悟，情绪变化极其之快，两者之间似乎没有必然联系。感情好像是随机的，不一定要是对外在刺激的反应。

◆ 最安全的办法就是压抑自己的感受。

9. 间歇性地猜忌、妄想或感觉不真实（麻木、脱离现实）。

边缘型人格障碍患者的亲友们可能会注意到，患者本人有时候会表现得好像走火入魔一般——短暂地脱离现实或表现出精神病发作的症状。每当指出他们的不当行为（比如说谎）或者回忆一段对话时，成年子女们常常都会看到一张面无表情的脸。事情发生时他们的父母可能正在出神。他们是真的不记得了。

成年子女们也许还记得，许多时候有人指责他们的父母时，父母都会迅速反击说对方动机不良，或者将责任推给其他人。

29 岁的戴夫说："如果烤箱定的时间到了之后，意大利面还没有烤好，一定是有人故意把烤箱温度调低了。如果我在 3 点半之前不打电话到她办公室告诉她，我已经放学回到家了，那么我一定就是正在家和朋友们胡闹。如果她找不到自己最喜欢的那支笔（她把笔放到什么地方然后又忘了），一定就是我们把它偷走了。这种指责总是层出不穷。最让人感到可怕的是，她真的相信那些指责都是真实的，不论这些指责有多么脱离现实。"

患者子女的感受可能有：

◆ 我记忆里的现实和你不一样。既然你这么确信你的记忆是正确的（而且你又是大人），那么一定就是我错了。

◆ 我曲解了事实。

◆ 我不能相信自己的判断力。

◆ 我就是搞不懂别人。

◆ 如果我再完美一些，如果我把事情都做对，我就不会成为别人无端指责的对象了。

◆ 我必须时刻准备着要证明自己并为自己辩护。我的抉择，仅仅因为它们是我（根据我的需求和偏好）所决定的，所以就不够正当并不能被接受。

童话模型

在《理解边缘型人格的母亲》（*Understandinng the Borderline Mother*）一书中，作者克里斯蒂·安·劳森用童话中的个性角色——流浪汉、皇后、隐士、女巫来描述边缘型人格的症状。这种分类可以帮助你更好地理解这种疾病的各个方面，并帮助你理解自己童年时的经历，但你也需要明白，有时候边缘型人格障碍患者的表现并不能够被简单地归到某一类中。下面我们将简要介绍一下分类。在阅读时请记住，你的父母表现出的特征可能不仅仅局限于其中的一种，而你家里的不同成员见到的症状也可能各不相同。

流浪汉

流浪汉感觉自己是一个无助的受害者。她（或他）会参与社交活动，但却从来不会与人深入交往。她可能会对他人"不合时宜地敞开心扉"，然后再迅速拒绝刚刚与她分享心思的人；"沽名钓誉"然后再否定所有的称赞；到处抱怨然后再拒绝别人的建议和帮助。流浪汉感觉不到希望，经常会毫无根据地做出悲观的预期。

流浪汉型的父母具有如下特征：放纵子女，对子女的态度在骄纵和故意忽视间摇摆，通过在生活中编造童话故事来远离现实。比起暴怒来，流浪汉更有可能哭泣，他们倾向于忍受焦虑和沮丧。

流浪汉型的父母经常感觉到：生活很艰难，没有人爱我，我的情况比你及他人糟多了。

皇后

皇后心理空虚而又自视甚高。她向往物质财富、美貌、别人的倾慕和忠诚。皇后型的父母可能会与子女争夺别人的注意力，嫉妒子女的成就或个性，并表现得自私而盛气凌人。如果别人质疑皇后的信念、行为或就此发表评论，皇后就可能把他们定性为敌人。

皇后型的父母具有以下特征：期望子女的观点和自己一致，并对自己忠心；戏剧性的行为；夸大事实的倾向。很难让皇后去尊重别人的领地或喜好。除了以上需求外，皇后通常表现得也很强硬而自主。

皇后型的父母可能会给子女留下如下印象：你必须要爱我；你需要从我这里得到些什么时，我都会对你有所怨恨。

隐士

隐士内心恐惧，他总是时刻准备应对潜在的危险。他有时会表现得很偏执，感知到根本不存在的威胁。他的日常生活中充满了恐惧与迷信。他会将别人善意的、有益的评论当作是威胁或攻击。隐士是极端自我保护、充满占有欲和专横的。他们可能会表现得很敏感，并在别人触碰他们或借他们的东西时感觉自己受到了侵犯。愤怒时，他们会表现得很狂暴，或对别人"表现冷漠"。

隐士型的父母会传递出如下信息：世界是个很可怕、很危险的地方，他们只有在得手之后才会放过我。

女巫

女巫会感受到白热化的愤怒。少数边缘型人格的父母会持续性地表现出女巫般的行为。绝大多数情况下，女巫都潜藏于流浪汉、皇后或隐士之中，并在感觉到他人的拒绝或自我憎恨后被触发。女巫会把羞耻和困窘当作自己的育儿工具。

女巫型的父母会表现得飞扬跋扈、胸怀愤恨；每当出现冲突时，他们几乎都处在冲突的最中心。他们不尊重别人的领地，并且可能会毁坏子女最珍爱的财物，送走或处死子女的宠物，并隐藏自己的情感。他们可能也会表现出虐待他人的倾向。

女巫型的父母会传达出如下信息：宝贝儿，你会后悔的，你会求我的。

抛开分类

成年子女们大都具有相似的经历，我们将在第2章里对此做进一步的讨论。他们所面临的一个最大问题就是缺乏对童年时期痛苦的承认。患有边缘型人格障碍的父母并不总是表现"疯狂"。他们当中的很多人看上去很健全，在外人看来完全是一个健康人。这就会使得孩子们怀疑自己的判断，并逐渐破坏他们的自我认知。孩子们看到父亲或母亲在与外人相处时表现得很正常，但回到家却表现残酷。因此，他们就会觉得自己是引起父母负面反应及矛盾行为的导火索。

外向与内向

在《与内心的恐惧对话》一书中，克莱格和梅森将患者分为两类：外向型的边缘型人格障碍患者和内向型的边缘型人格障碍患者。

外向型的患者倾向于在公众场合表现正常。他们可能是医生、经理人、律师、董事会成员、政治家、教师、父母或挚友。他们通常都很风趣。他们可能很有野心，非常专业，喜欢社交活动，善于讲故事，善于让别人放松。然而，一旦脱离公众的视线，他们就会将自己的负面情绪发泄到他人，通常是家庭成员的身上：指着鼻子叫骂，提出不可能达到的要求，在言辞上、精神上、有时候甚至是肉体上虐待对方。（例如，有些成年子女还记得自己在年少时被父母贴上丑陋、不受欢迎、一文不值的标签。）在外人看来，那位边缘型人格障碍患者就是正常人。有些患者在压力之下或生活的某些方面表现也堪称优秀，例如某人是获得嘉奖的专业人士，聪明而受人尊敬，但此人回到家后只要发现家务活没有在规定时间内按照要求完成，就会对家人大发雷霆。他们的私生活和私密关系极其混乱，这就使得家庭成员，尤其是孩子，更难于向人求助，或意识到到底出了什么问题。

另一些边缘型人格障碍患者是内向型的，他们倾向于向内发泄负面情绪，并导致自毁式的行为，如自残、酒精或药物滥用，对能力所及之外的事充满强烈的负罪感、为自己设定不合理的高标准、企图自杀等。他们极度地依赖精神科医生和医保系统，并且可能很难长时间从事同一份工作。（美国精神病学会 2001 年的数据显示，边缘型人格障碍患者占了精神科门诊患者总人数的 10%，并占了住院患者总人数的 15% 到 20%。）

你需要明白的是，内向与外向、高度健全与较为不健全等标签并不是相互排斥的。有些患者可能会同时表现出多种类型的症状。有一位女士，她那患有边缘型人格障碍的母亲曾多次威胁并企图自杀。这位女士如今已经和她的母亲断绝了关系。据她讲，她的母亲很难长期从事同一份工作，并且吃处方药上瘾；但这位母亲在她的朋友圈子里人缘却很好，"她对别人简直太好了，甚至都能当场把身上的衣服脱下来送给你"。

边缘型人格障碍是一个大家族，从轻微型到严重型再到并发其他精神疾病的类型应有尽有，其症状也多种多样。有些成年子女可能还记得自己的童年，表面上看，他们那被丰富的物质资源和成功所装扮的童年好像很正常，但实际上，其中却充斥着怪异、矛盾的行为和隐秘而微妙的精神虐待。另一些人则记得自己的父母早上总是不愿意起床，很少打扫房间或买菜；或者因为用药过量、企图自杀而反复住院。对所有这些各式各样的症状而言，只有一点是共通的 —— 反复无常。

注意各种迹象

孩子们都会学习自己的父母。几乎从刚一来到这个世界起，你就会观察自己的父母，并从中得知周围的环境是什么样子，自己扮演的是什么角色。如果你的第一任教师按照一份令人迷惑的教案授课，你在成长的过程中就可能会吸收一些没有意义、不健康的信息。

子女从患有边缘型人格障碍的父母那里接收的信息包括：

◆ 我是个受害者，你伤害了我，因此你必须要照顾我。
◆ 我没有控制力，我不能为我说的话和做的事负责。我甚至不能准确记忆到底发生了什么。
◆ 我的需求是第一位的。我为你做某事时，很有可能是为了满足我自己的需求（给你一样礼物会使我觉得自己是一个不错的父母；这件事的着眼点主要在我而不在你）。
◆ 没有人理解我。没有人能够理解我的生活有多艰难，没有人能够理解我正在经历的事。
◆ 我很出众，（或者）我一文不值，因此支撑我的自我意识是你的责任。我就指望你了 —— 最好别让我失望。

❓ 停下来，想一想

记录下你的信息

你有没有从父母那里收到过这一类的信息？在记事本上记录下你的信息，并记录清楚你的父母在传达这一信息时到底说了或者做了什么。

❓ 停下来，想一想

深刻的教训

阅读下面列出的内容，问问自己，你在儿时是否也吸取过这样的教训，这些东西是否至今仍然影响着你。不要随便评判自己（例如，"我不应该这么想"），单纯地看一看这些内容是否能够引起你的共鸣：

◆ 不要相信别人，即使他们和你关系十分密切，因为你经常被人背叛。

◆ 做，被人指责，不做，还是会被指责；反正你就是什么都做不好。

◆ 表达真实情感是不安全的，你会因此而被笑话、被诋毁、被无视。

◆ 不能相信自己，尽管你的直觉通常是对的。

◆ 人们互相利用，礼赠通常都附带着条件。

◆ 生活中缺乏亲密的举动——很少拥抱或者抚摸头部。

◆ 你不值得被爱、被称赞，也不值得获得物质奖励。

◆ 你是一个令人感到羞耻的包袱，因为你的父母为你做出了牺牲，因为你的愤怒，因为你的异议，因为你有自己的需求，因为你还是个孩子，因为你就是你。

◆ 坚持自我是危险的，他人的需求、愿望、想法总排在优先的位置。

◆ 你还吸取过其他什么教训？

　　这张单子很长。在阅读时，你可能会从中发现一些存在于自己身上而自己又不喜欢的特征，这时，阅读这张单子就更显得令人痛苦。当然，你在阅读的同时也会感觉到一阵轻松，因为你会发现自己不是唯一一个这样的人；还有许多人与你拥有相似的个人经历。深吸一口气，要知道，理解这种疾病及其后果是认识真实自己、建立积极未来的第一步。

第2章

长大成人

许多情境和经历（包括混乱、虐待、忽视、隐私侵犯、纠葛、被无视、角色颠倒、过分重视外表、敏感、投射）对你而言可能似曾相识，也有可能与你的经历有所不同或完全相反。研究一下你成长的环境，想一想你在成长过程中获得了哪些思想、信念、感受、行为习惯，这些东西又是如何影响了今天的你。

在本章中，我们将讨论父母患有边缘型人格障碍的你在生活中经常需要面对的一些状况，以及受到的影响。我们也会谈到你在童年时可能也有过的积极的经历，成年榜样的作用以及韧性和勇气的培养。

请记住，本书的目的不是为了指责患有边缘型人格障碍的父母，而是识别出影响着你今天生活的行为。在更好地了解它们是如何发展的情况下，展望新生活和努力改变将变得更为容易。

你的经历

下面的许多情境和经历（包括混乱、虐待、忽视、隐私侵犯、纠葛、被无视、角色颠倒、过分重视外表、敏感、投射）对你而言可能似曾相识，也有可能与你的经历有所不同或完全相反。研究一下你成长的环境，想一想你在成长过程中获得了哪些思想、信念、感受、行为习惯，这些又是如何影响了今天的你。

混乱

由于缺乏强烈的自我认知，边缘型人格障碍患者通常都会既害怕被抛弃，又害怕被吞噬。1991 年出版的《我恨你——别离开我》（克雷斯曼和施特劳斯著，英文书名为 *I Hate You-Don't Leave Me*）一书是边缘型人格障碍研究领域里一部里程碑式的著作。这本书的书名就很精辟地概括了这种情况。在我们的访谈中，许多成年子女都表示，自己成长在一种令人迷惑而又不可预知的环境中。他们不知道要期盼什么——他们是会被称赞还是会被责备，被拥抱还是被推开，被溺爱还是被忽视。有些人日复一日地思考，自己究竟要怎样做才能够获得父母的认可。有时候，父母可能会有一段"清醒时刻"。几个成年子女回忆说，在那段时间里，父母在与他人交往时会表现得比较正常，而不是游离于事外、拒绝给予或者以己度人。在那段时间里，父母可能会鼓励子女发展自我，但不久之后，他们就又会对此表现出极端的愤怒，他们的不满也可能会以更微妙的方式表现出来，如暗中破坏或无故地表现冷漠。

玛丽今年 50 多岁，她还记得自己的母亲有时候会鼓励她多出去玩，母亲会冷酷地说："你怎么没有朋友呢？你需要加把劲儿。"玛丽在十五六岁的时候和中学里的几个女同学成为好友。每次她在其中一个朋友家过夜，她的母亲就会指责她说谎，说她以在朋友家过夜为借口以便"和那些跟你搅在一起的小娼妇们在外面约会男人"。她的母亲也拒绝开车送她去朋友家或者接她回来。"既然他们那么喜欢你就让他们给你当司机吧。"

玛丽至今都无法理解母亲自相矛盾的行为："做了，受责备；不做，也受责备。我真希望她把嘴闭紧，不要就交朋友的事发表一个字的看法；她实际上并不希望我交朋友；她把他们当作是对于我们母女关系的威胁，尽管有时候她也清楚，一个'好妈妈'应当鼓励女儿交朋友。但是先指责我不交朋友然后又让维持友谊成为不可能的事，这实在是太残忍了。我了解有关边缘型人格障碍的知识，但我是她女儿啊，已经过去30多年了，至今我都无法真正理解。"

具有边缘型人格障碍行为的人似乎总是不断地遭遇危机。他们的生活可能杂乱无序，他们的居住环境可能是一片狼藉，甚至十分脏乱，但情况也有可能完全相反。在成年子女们的记忆中，危机是常有的事，如果没有自然发生的危机，他们的父母就会自己造出一个危机或者找出一个来，找人打一架、陷入不健康的关系，或者抛弃热恋中的伴侣（然后再迅速寻求和好的机会）。

由于边缘型人格障碍所导致的认知扭曲或他们总是按照自己的理想预期来感知现实的倾向，这类人群对自我的认知通常都与现实存在偏差。他们常常会在表现冷漠残酷时仍然认为自己充满爱心和关怀；他们会觉得自己是完美的父母、完美的丈夫或家庭主妇；他们很可能完全不知道自己的实际行为如何影响了周围的人，也不知道这种扭曲的行为给自己的子女造成了多大的混乱和疑惑。

由于这种不可预知性，患有边缘型人格障碍的父母的子女经常在现实中或在心里找一个避难所——卧室、衣橱，或者一个幻想出来的世界。成年子女们会发现他们的记忆不完整，他们回顾过往，想要知道自己到底怎样度过了那段时间，他们也许（至今仍然）会时不时地出神几分钟到几个小时不等的时间。

有一位女士，她的母亲是边缘型人格障碍患者，这位母亲总是交替扮演着"充满爱意"和"大喊大叫、尖酸、愤怒"的角色，就好像随身携带着一枚手雷，你永远无法知道她什么时候会拉引信。这位女性表示，她之所以经常出神就是因为她总是在担心母亲会随时爆发，"我冻结了自己的情绪，不容许自己去感受。我适应环境的主要方法就是不断告诉自己，'我现在不在这儿。'我经常这么做，以至于忘记了学校里的许多活动，童年里的许多回忆对我来说都变成了空白。"

与过去相比，现在的她更关心自己在哪里、在做什么，而不像过去那样生活在自己想象的世界里。不过，时不时地出神仍然影响了她和丈夫的关系，她的丈夫经常因为她把东西放错地方或者忘记做什么事而感到沮丧——尽管她的人在那里，但她的心却不在。

成年子女可能会迷失在幻想或白日梦中，并倾向于将现实和他人理想化。他们经常会看到童话般的，或者说是粉饰后的现实，而不是真正发生的事件。他们只会看到自己在儿时所希望的那种家庭关系。或者只看到他们患有边缘型人格障碍的父母所期望的那种理想关系（"这才是你应该拥有的那种家庭……"）。作为成年人，这种理想化常常会演变成对他人（包括朋友、子女、伴侣等）脱离现实的要求和对人际关系不切实际的期盼。他们期盼完美，并经常因此而感到失望——现实中没有什么是真正完美的。

虐待和忽视

有些成年子女表示，他们在童年时遭遇了精神虐待、严重的家庭暴力和被忽视。52 岁的罗斯林表示，自己就像一个"野孩子"，营养不良、得不到医疗保障、一身衣服穿到烂，并在 4 年中学生活中时常成为别人发泄怒气、责打的对象。另一些人则回忆起自己常常被严厉训斥，而导致这种境况的原因通常都是诸如没有布置好餐桌、睡过头、呕吐这种无关紧要的小事。他们经历过极端的仇恨和怨恨，并在孩提时代就常常思索，为什么父母会生下他们。

边缘型人格障碍患者常常会表现出药物滥用及其他伤害自身的冲动行为，除此之外，酗酒、吸毒、性成瘾、偷窃或赌博等行为也会挤占抚养子女在父母心中的地位。41 岁的伊芙琳还记得自己在十几岁的时候曾企图自杀。她躺在卧室的地板上，因为吃了药而昏昏沉沉。就在这时，她的母亲冲了进来，因为自己的维生素药瓶不见了而大发雷霆。

此外，由于害怕被抛弃、缺乏完整的自我认知能力，患有边缘型人格障碍的父母常常会被心智不成熟的人所吸引。一些成年子女表示，他们的父母（或继父母）的一方具有极强的依赖性，很少反抗患有边缘型人格障碍的另一方。另一些人则表示他们的父母有一方极端自恋，或极端自卑。这类父母连自己的感情需求都无法满足，他们的子女在精神上等于被父母双方同时抛弃。

影响 ｜ 创伤后应激反应和慢性病

由于长期生活在言辞、精神、肉体虐待或性虐待的阴影之下，成年子女可能会在离家独立生活多年后仍然深受创伤后应激反应障碍（PTSD）的困扰。

33岁的莫里亚嫁给了一位建筑师，她的母亲就是一位边缘型人格障碍患者，而她的父亲很少在家。即使是在家时，他的父亲通常也会默认母亲的要求，并在关于家里3个孩子的问题上顺应母亲的看法。莫里亚在接近30岁时被治疗师确诊为PTSD患者。她经常会做关于家人的噩梦，梦到自己正对着母亲大叫，然后被惊醒。尽管她在18岁的时候就离开家独自生活，但她至今都还能感受到那种被她的母亲压抑的愤怒。除了做噩梦以外，莫里亚还感觉麻木，无法感受自己的情绪，而且她还总是过分警觉，时刻警惕着可能的"攻击"，不论是身体上、精神上还是感情上的。莫里亚表示，她无法信任别人，即使是她的丈夫也不例外；她特别容易受到惊吓，经常被突然发出的声响和动作吓得跳起来。"尽管在儿时我并没有受到过肉体虐待，但成年后我却几乎每时每刻都很紧张。瑞克有时候会从身后抱住我、亲吻我，而我则会浑身僵硬或者被吓得一下子跳起来。我知道他是想表现得亲热一点，但我真的讨厌这种举动。任何身体接触对我而言都很困难，更别提性生活了。"

受到父母身体虐待或精神虐待的一些成年子女还表示，虐待使他们患上了包括肠易激综合征（IBS）、纤维肌痛、哮喘、偏头痛在内的自身免疫性疾病和压力相关疾病。

隐私侵犯

边缘型人格障碍患者很难分清自己与他人间的界线。每当子女有意或无意地维护自己的权利，或提醒他们注意隐私界线时，他们就会觉得自己被拒绝或遭到了抛弃。

隐私侵犯包括了各种身体虐待和性虐待；对私人空间的侵犯，例如不敲门就走进子女的卧室或浴室；不尊重子女的隐私或所有权（如，阅读子女的日记、未经允许就将子女的物品送人）。父母详细询问私人问题，或要求子女分享他们不想分享的信息，这也是对子女情感空间的一种侵犯。

23岁的凯瑟琳记得她的母亲在和她相处时更像是一个朋友，母亲会和她分享性生活的细节，甚至告诉她自己的婚外情，并希望她替自己保密，不要告诉父亲。

34岁的迈克尔记得，每次他从离婚的父亲那里回来后，他的母亲总是会问他"超多"关于父亲和他的新老婆的问题。等他长大后，她又会在他每次约会回来后问超多的问题。

纠葛

此类父母对自我和他人之间的界线概念模糊。因此，他们经常会陷入包括情感纠葛在内的各种纠葛之中。患有边缘型人格障碍的父母常常把子女当作是自己的外延，就像自己的四肢一样。他们期望子女和他们穿同样风格的服饰，和他们具有相同的看法，并在他们与配偶或其他家庭成员发生争执时站在自己一边。

这样的父母可能会嫉妒子女与父母的另一方、祖父母、兄弟姐妹、朋友甚至是宠物之间的关系。22岁的南希记得她的母亲曾对她叫道："去啊，回屋对你的脏狗哭去啊。"32岁的金姆记得父母曾不断地这样指责自己和妹妹："你们俩合起来气我。"对有些边缘型人格障碍患者而言，生活就是一场零和游戏，尤其是在关于爱的问题上。他们的思维过程通常都是，"如果你爱你爸，那么你就不爱我。"或者"如果你要跟别人在一起，你就是在抛弃我。如果你和别人好，你就是背叛了我。"

莉莎今年43岁，她的母亲患有边缘型人格障碍，她还记得自己当初花了多大的劲儿才和母亲分开，"她总是有好多古怪的计划，就好像一个想要塞进圆洞的方块一样。一直以来，她都想把我和她一起塞进那个圆洞里。我想要大喊，'可我是一个方块！'我的主要目标就是让她高兴。我就是她，两者不能分开。"莉莎的母亲和父亲离了婚，不久之后母亲又和继父离婚，每次她的母亲都会说，"我们和他离婚了。"而不是"我和他离婚了。"这只是众多事例当中的一个，"她剥夺了我的自尊，我的自我。我的整个存在就是为了她。每当我试图为自己而存在时，她就会从中作梗。"

37岁的梅西还记得自己在祖母的葬礼上泪流满面时父亲脸上惊异的表情，那年她才十几岁。父亲似乎被她的悲伤给吓坏了——她怎么能在他还那么镇静时就表露出自己的感情？

影响 | 如履薄冰

孩子们学会了小心翼翼，尽量不去做可能刺激到父母，使父母伤心的事，并尽量减少与他人的接触，好让父母不会感觉受到威胁。有些子女则学会了叛逆，他们尽量待在外面，并参与性滥交或其他冲动行为。

由于从小到大所经历的种种纠葛，子女们常常会感觉自己无法在与父母维持关系的同时独立生活。他们表示，每当他们的日常行为触发了父母的恐惧和不安全感时，父母就会大发雷霆或者崩溃。如果成年子女结婚，或者与他人订婚、生了孩子，他们就总是会担心，或者说根据自己的经验而知道，他们的父母会通过某些手段来干涉他们的生活。

50岁的尼塔简明扼要地说："有时候，罪恶感使我觉得自己就像一个怪物，但我必须承认，有时候我真的希望她（母亲）死了。我想，只有这样我才会获得真正的自由。"

由于在成长过程中遭受了种种隐私侵犯的行为，成年子女常常难以确定隐私界线，也难以划清和他人之间的界线。

被无视

父母患有边缘型人格障碍的人常常会有意无意地被无视。他们的感情被轻描淡写或完全无视，父母会告诉他们，他们的感觉是错的。有些人成年之后仍然记得自己在试图表达感情时被打断，被暗示不论发生什么都是他们的错，或者被问道"那么，你到底做了什么才搞成这样子？"他们也许还记得父母问他们问题，并因为自己回答错误而愤怒异常。

成年子女们还记得他们分享信息或者披露自己的感受时父母通常的反应，"你在夸大其词。""你根本就不懂。""你根本不知道事情是什么样子。""你根本不懂得感激……""孩子，你这个年龄就没有悲伤、恐惧、愤怒（等）可言。"

影响 | 犹豫不决

这样的子女在成长过程中逐渐养成了不信任自己判断的习惯。他们总是不断地检查自己的决定，并怀疑自己是否漏掉了什么东西没有考虑。因为父母总是告诉他们，是他们扭曲了事实，这就使得他们不能够很好地分辨自己的感受。他们也许会因自己拥有了自己的情感、进行了独立的思考、做了自己想做的事而感到极端羞愧，因为从儿时起，他们就被教导，不要把自己的需求摆在父母的需求之前。

角色颠倒

患有边缘型人格障碍的父母的子女经常自己充当着父母的角色，也就是说，他们要照顾别人，照顾自己的兄弟姐妹或者自己的父母。很多成年子女都很难回忆起自己童年里天真烂漫的时刻。有些人还记得自己在小时候收到的家务清单——上面可绝不仅仅是铺床、打扫自己的房间、洗盘子、扔垃圾那么几件小孩子该做的事，而是包括了清扫车库、准备晚餐、整理花园、清洗家人衣物等成年人的工作。父母可能会希望他们年纪轻轻就出去工作，或者希望他们用小猪存钱罐里的钱给自己买衣服。

薇薇安今年30岁，自从5岁时被狗咬过之后她就一直很怕狗。她还记得父母要求她每天打扫后院——咬她的那头家犬就拴在院里。

28岁的胡安经常在家里照看小孩，并打扫卫生，他还记得自己有一次被要求打扫干净房子并布置一场聚会，直到后来他才发现那场聚会是他自己的10岁生日"惊喜"派对。

对于曾试图自杀或存在药物滥用问题的父母来说，他们的子女切切实实地承担起了照顾父母的责任：藏起药瓶、给医院打电话，并把喝醉的父母抬到床上或沙发上，防止他们受到伤害。

43岁的埃德还记得，自己在8岁时经常要替宿醉的母亲打电话到公司请假。

影响 | 他人优先

这类父母的孩子很早就学会了肩负起照顾自己和他人的责任。他们倾向于让别人站在舞台的中央，自己则从事幕后工作。这种情况可能会一直延续到成年之后——他们可能常常会把别人的需求摆在自己的需求之前。他们可能很难接受别人的照顾和关注，也很难感受到快乐满足。他们的心理年龄可能会远高于实际年龄（可能自童年起就显得很早熟）。他们很容易承担起修补工或养育者的角色，朋友们都依靠他，都向他倾诉。帮助别人会使他们感觉到自己存在的意义和价值。

过分重视外表

由于自我认知过于脆弱，患有边缘型人格障碍的父母常常过于追求物质资源，热衷于追赶潮流。许多成年子女在儿时都有过这样的经历。

伊莱纳回忆，尽管她的母亲工资很低，尽管起居室的家具破旧不堪急需更换，但她仍然每年都要买一辆很贵的新车。她的母亲经常因为巨额的债务而头痛不已，但拥有一辆崭新的名车对她来说却具有重要的意义。

罗伯托的父亲总是抱怨工资不够应付每个月的账单，但他却总是买下市面上最新式的电子产品，在这个朴素的家庭里似乎不合时宜。

患有边缘型人格障碍的父母缺乏安全感，常常会不顾一切地购买珠宝、时装以及其他物品，并以此来证明自己拥有理想的快乐家庭。比起无私的爱、养育和开诚布公的交流来，他们更强调留给外人的印象。正因如此，他们才不断地追求名贵轿车、令人尊敬的工作、孝顺的子女、照料得当的宠物和景色优美的花园。

影响 ┃ 物质主义、自我否定

成年子女可能也会因父母的影响而过分关注外表，并以社会地位、家庭背景、财产多少、开什么车、上什么大学、认识什么人来评判别人的高下。他们可能也会在物质上为自己制订同样的高标准，直到拥有了最新、最大、最好的东西心里才会感觉舒服。不过，他们也有可能用物质来惩罚自己，因为感觉自己不配而拒绝更新更好的东西。

卡罗兰说，去年40岁生日的时候，她收到了丈夫送的礼物——一张美容院日间水疗礼券和一张高档商场的购物券。直到那时，她才觉得自己可以毫无愧疚地把这些礼券花在自己身上，"在那之前，我都只去二手商店买东西，觉得随便穿哪件衣服都可以。并不是说这么做有什么不对，只是我那时才开始意识到，买点好东西、偶尔去按摩一下

是完全正常的事。在此之前，我从来都不觉得自己配得上
这种待遇。"

敏感

边缘型人格障碍患者可能会表现得对外部刺激（包括别人
的表情、肢体语言、语调等）过分敏感。成年子女们还记得他
们被告知自己有体臭或者口臭，需要多刷牙、多洗澡、换一种
牌子的止汗剂或者不要再吃大蒜。

这种对周边环境的敏感性可能与许多边缘型人格障碍患者
所感受到的那种焦虑有关。他们害怕很多东西——拥挤、开放
空间、独自一人（甚至只有很短一段时间）、受伤、被人戏弄、
失业，甚至开车。他们常常会怀疑或指责别人在阴谋陷害他们。
"你在对我使坏"或者"你根本不希望我开心"，是他们抱怨时
常说的话。对患有边缘型人格障碍的父母来说，生活中可能充满
了别人恶意设下的陷阱和障碍，因此他们必须时刻保持警惕。

影响｜害羞、完美主义

成年子女可能会为自己的外表、行为或感情而感到害
羞。他们可能会形成完美主义的倾向，因为无论他们怎么
做都无法让人满意。他们也可能会对自己的想法和感受感
到羞耻。

投射

　　患有边缘型人格障碍的父母可能会将自己的感受投射或转移到子女（或其他人）身上，而不是接受子女本来的面目。打个比方，一位边缘型人格障碍患者拿着一摞优惠券在杂货店柜台前结账。她觉察到队伍中有位顾客对她投来了厌恶或怜悯的目光，这位顾客她完全不认识。不论那位顾客是不是真的对她感到厌恶，或者在可怜她，她都为自己占用了这么长时间，让队伍止步不前而感到羞愧。回到家后，她看到女儿正在洗衣服。"多打点肥皂。"这位母亲说，"你怎么这么小气？"而她心里真正想的是："我觉得自己很小气，但把小气说到女儿头上总比接受自己小气的事实要容易得多。"

　　一位患有边缘型人格障碍的父亲总是不断地告诉他十几岁的儿子波，他长大后一定会是个不称职的父亲，因此还是单身的好。波直到30多岁才谈恋爱，并打算结婚。一开始，他说他根本不想要孩子，但妻子向他指出，他和小孩子很合得来，而且看上去很喜欢孩子。他很珍惜与侄子侄女一起度过的时光，他在学校当橄榄球教练，他在教堂里辅导年轻人。想得越多，他越觉得自己喜欢和孩子们在一起，但他父亲的话紧紧地限制住了他。波这才意识到："我的父亲才是不称职的父亲，他才应该永远不要孩子。"

影响 | 愤怒，脆弱的自我意识

充当父母情感投射器的子女们可能会对父母长期无视自己的想法而感到愤怒。他们可能会缺乏完整的自我意识，因为总有一个人将自己的观点叠加在你的身上，不断地告诉你这才是你的想法，才是你想要的，这会使你很难弄清楚自己到底是谁。

我们的看法

关注父母酗酒、抑郁对子女的影响，或泛泛地研究患有心理疾病的父母对子女的影响的研究有很多，但专门针对边缘型人格障碍的父母对子女影响的研究却很少。我们找到了一篇1996年发表在《加拿大精神病学杂志》上的论文，这篇文章研究了21位母亲患有边缘型人格障碍的子女，并以23位母亲没有患边缘型人格障碍的子女作为对照。研究表明，前一组子女中被诊断出患有精神疾病或冲动控制障碍的人更多，这些子女自己患上边缘型人格障碍的可能性也更高。

卢比奥－斯蒂派克等人1991年的研究表明，家庭机能失常对成年子女的影响都是相似的，这些影响包括：

◆ 更有可能感觉抑郁。
◆ 企图自杀。

◆ 低自尊。

◆ 社交焦虑。

◆ 难以进行亲近行为。

成年子女通常都会觉得他们的童年很失败，感觉自己充满缺点和"缺陷"，这个词出现在多场访问中。他们的这种感觉一直持续到了成年时期。

另一些人则表示他们有一种耻辱感，并且表现出强迫性的完美主义，不论他们已经取得了什么样的成就，拥有怎样的家庭关系。玛丽安妮就在采访中被问到自己是否有过真正的恋爱经历时激动得泪流满面。

情感依附模式

患有边缘型人格障碍的父母对子女有着持续性的影响，精神病学家约翰·鲍尔比称这种影响为不安全情感依附模式，这种模式在孩子能够说话或理解语言之前就已经形成。因此，要清晰地阐明这种模式对今后生活的影响就显得更加困难。子女对父母或监护人的情感依附模式会继续发展，并在青春期后期成形，这种模式将影响子女一生的人际关系。

如果子女在能够回应其情感需求的家庭中长大，他们就会发展出与人交往的自信；他们会知道自己值得拥有舒适和慈爱，知道有人在支持他们。他们将学会信任，学会如何在需要时请求帮助，学会明确地表达自己的需求，并学会追求爱。在遇到困难时，他们也会保持乐观的态度。

不安全情感依附模式

在由行为缺乏一致性、具有虐待倾向、只专注自身情感需求或缺乏安全感的父母所养大的子女当中，不安全情感依附模式是一种典型的表现。这种子女在安全的环境中也缺乏自信，并且否认自己需要别人支持和照顾的事实。他们自己照顾自己，并经常照顾兄弟姐妹，从很小的时候起，他们就学会了不与别人太过亲近、不信任别人。

子女对父母的不安全情感依附模式会促使子女怀疑自己，使他们怀疑维护自己的主张（做出某种选择、积极地对待自己、结交他人）是否安全。成年后，这种与父母相处时前后不一缺乏安全感的经验会被投射到成年子女与其他亲戚、同事、朋友、伴侣的关系中，并促使他们怀疑别人的动机，时刻警惕别人的"真实目的"，不确定自己的身份，自己的判断力和存在价值充满怀疑。

盲目信任

猜疑已经成为许多成年子女生活的一部分，以至于他们都没有意识到自己在猜疑。即使意识到这个问题，他们也很可能无法确认童年的经历是否在其中发挥了作用。对大多数人来说，家庭是他们的第一所学校，他们以自己的家庭为标准来衡量与他人的交往。即使后来意识到自己的家庭并不完全"标准"，或者认识到自己作为孩子（或成年人）并不快乐，他们对正常的情况本该是什么样子也仍然缺乏概念。

理想的关系

孩子们希望（并需要）相信自己的父母会为他们提供保护。父母不能够照顾他们，这对大多数孩子来说都是难以想象的。孩子们需要相信，父母说的话都是合乎逻辑的、诚实的，父母的言行都是为了他们好。许多成年子女都表示，他们与患有边缘型人格障碍的父母的关系很亲密、很正常。许多人还记得"过去的好时光"，并在回顾过往时才意识到，他们美化了自己和父母的关系。

这并不是说过去的好时光并不存在。这可能是子女（甚至是成年子女）不与父母划定界线，因此父母们没有感受到威胁或拒绝的结果。这种理想化的关系也可能是约翰·布莱德肖在《创造爱》（*Creating Love*）一书中所说的"恍惚状态"的结果："伴随我们成长的是我们逐渐视为正常的东西。童年就像空气，被我们视为理所应。"

人们常常无法意识到自己可以质疑自己的家庭关系以及自己在家庭结构中所扮演的角色。布莱德肖解释了家庭结构与成员角色的关系。在功能正常的家庭中，家庭成员的角色是灵活的；成员们会在别人可以理解与预期的前期下，根据环境因素的变化、外部需求以及家庭成员的需求变化来转换自己的角色。在功能失调的家庭中，成员的角色通常都是固定而又不可预测的，而且这种情况很少受到挑战和检验。

播种健康童年的六粒种子

毫无疑问，抚养子女是一件极其困难而又回报丰厚的工作。没有一个父母是完美的；每个人都会有失去耐心、不经思考就采取行动的时候，每个人都会时不时地希望自己在应对某个情景时采取完全不同的方式。在健康的家庭中，这种情况发生得很少，频率也很低，每当事情发生时，父母也会指出问题，进行说明，甚至向子女道歉。负面事件也可以成为家庭成员间积极互动的契机。

然而对于表现出边缘人格症状的父母来说，让他们始终如一地这样做是十分困难的。他们自己小时候很可能就没有这种健康的经历，因此他们也就缺少一个合适而健康的参照系。而由于自我意识脆弱，他们又很可能不愿意接受别人的帮助，也不愿承认自己有缺点。

不论养育子女多么具有挑战性，培养一个健康、自信、具有自我调节能力的孩子的基本方法其实是很简单的。孩子需要支持、尊重和赞同、表达、无条件的爱与关怀、始终如一与安全感。

支持

孩子们需要知道，父母或监护人就在他们身后，为他们加油，相信他们一定会成功。不应当期望子女给与父母同样的支持，父母也不应当将子女当成是一个平等的成年人，或者当成是他们的同盟和朋友。

尊重和赞同

孩子们需要知道，自己具有内在的价值，他们有权利在宇宙间占据一块物理、精神和情感的空间；而这块空间是安全的、被认可的，不会被人随意践踏。

表达

孩子们需要感觉到一种氛围，一种媒介，这种媒介将培养他们的自信，使他们感受到自己的意见会被听取，他们对周围的环境具有一定的控制力。父母需要培养这种氛围，尊重子女的表达，尊重他们的想法和需求，并进行判别。父母要进入子女的世界，而不是期望子女进入他们的世界。

无条件的爱与关怀

孩子们需要知道，父母会无条件地爱他们、关怀他们，不论他们是谁，不论他们做了什么，不论他们如何表现、如何穿戴，不论他们外表如何、内心如何，不论别人是否喜欢他们、爱他们。他们还需要你的亲密举动，不论是拥抱还是告诉他们你爱他们。

始终如一

播种健康童年的最重要的一颗种子就是"始终如一"。在父母始终如一的关照之下成长起来的孩子会更加自信、更有安全感；知道这个世界存在一定的秩序，承诺需要信守，规则需要遵守；这样他们才会感觉更加安全。星期一告诉孩子可以做某事，就不应该在星期二、星期四或者星期天因为孩子做了那件事而训斥他，更不应该因为妈妈累了或者心情不好而随便斥责孩子。

安全感

孩子们需要感觉到安全，感觉到有人能够提供给他们食物、衣物、避难所、精神支持和爱。只有父母的行为始终如一，子女才会有安全感。

停下来，想一想

六粒种子

回忆两三个你的父母为你提供某粒种子时的场景（支持、尊重和赞同、表达、无条件的爱与关怀、始终如一）。写下这些场景，记下当时的情况和你的感受，以及你由此得到的收获。

再回忆两三个场景，在这些场景中，你的父母没有为你提供你所需要的种子。比如你的父母因为某件小事而严厉地惩罚你；你向父母倾吐自己的想法，却发现他们无视你的声音；前一分钟告诉你做某事，后一分钟又告诉你做另外的事，最后却说你一件事都没有做"对"；或者你被羞辱和虐待的时刻。记下这些场景，记下你当时的感觉，以及事后你如何向自己解释所发生的事。从这些情况中你又学会了什么？

这一类的事件影响了你安全感、独立感和自我价值的形成，你是如何看待此类事件的？此类事件又如何影响了你的自我意识？

如何康复

回忆痛苦的过往，并检视这些过往对你今日生活的影响，这将是一个十分痛苦的过程。康复有时候看上去似乎很难，但人类是一种充满了韧性的生物。你应当承认，自己也具有许多

优秀的能力和品质，毕竟你已经生存了下来，并取得了你目前
所取得的成就。

简单来说，恢复力就是你摆脱不幸的能力。影响恢复力的
因素有很多，其中包括社交能力（与人互动的能力）、招人喜
欢的能力、适应环境的能力、稳定情绪的能力、（除了父母外）
其他心智健全支持自己的人、好奇心以及健康的体魄。

停下来，想一想
构建恢复力的基石

回忆一下你在儿时与边缘人格的父母相处时最依赖的
人格特质。在笔记本里记下你当时是如何利用这些特质的，
现在又是如何利用这些特质的。

适应力：相对容易地适应新的、变化的或困难的环境。

自信：感觉能胜任生活中某些重要领域的活动，并有
自尊。

好奇心：天生地具有探究周围世界的兴趣。

行动力：与人交往，并提供、接受支持的能力。

幽默感：从生活中发现幽默的能力。

直觉：能够预先理解他人与他人的行动。

创造力：从不同的角度看待事物，能够用不同的方式
解决问题，用有创意的方式表达自己。

乐观：拥有希望，坚定地确信未来会更好。

坚定：能够坚持不懈地从事对自己重要的工作。

自我学习：能够自己发现问题，并用自身资源解决

问题。

> 信仰：相信外界存在某种比你自己更高级的力量。

榜样的重要性

榜样在孩子的成长过程中起着十分重要的作用，他们可以帮助孩子学习应对技巧，并通过重塑孩子健康的生活习惯、帮助孩子认识父母的情绪激变或周期性地使孩子远离功能失常的家庭来帮助他们恢复。下面是几个例子。

42岁的伊丽莎白是一位会计，她的母亲患有边缘型人格障碍，她还记得自己常常在放学后去一个朋友家里。她和朋友一起看电视、做家务、一起照顾家里的3个小孩，或者只是单纯地看着那位朋友做饭。这不仅仅使她能够暂时脱离自己那充满紧张且混乱不堪的家，而且还使她看到另外一种父母与子女互动的方式。伊丽莎白表示："那时候我还不能清楚地看出其中的区别，但我知道那种感觉更好。我还从中知道，别人确实喜欢有我陪伴。对我妈妈来说，我好像永远都是一个麻烦。"

27岁的瑞克是一位住院医师，他的继父是边缘型人格障碍患者。瑞克还记得自己在祖母家度过的那些夏天，祖母从他8岁起就在夏天照顾他，直到他13岁时祖母太过虚弱为止。"每当8月底父母来接我时，我在坐车回家的整个路上都会感觉胃里难受。他们还以为我晕车，总是让我把车窗打开。事实上，我只是不想回家。"瑞克和祖母会出去散步，采集路上的果子。

他帮祖母做罐头，帮祖母照顾家里的两条狗。他觉得自己很有价值，最重要的是，他还记得祖母的家里弥漫着一股平和的气氛。"祖母家和我的家里完全不同。不用担心别人突然爆发愤怒，不用担心有人忽然摔门，也不用担心在难听的指责之后好几天都没人说话。现在想一想，难怪我在回家的路上会觉得不舒服。"

19岁的玛丽埃尔是一个学生，她的母亲患有边缘型人格障碍。她从12岁起就经常去姑姑家住，一住就是几周。"听上去可能很蠢，但我确实是从她那里学会叠衣服和毛巾的。她的房子很干净。我家里东西扔得到处都是，到处都是一团糟；毛巾就胡乱地塞在柜子里。我也在那里学会了如何整理东西。我见过姑姑如何处理她的邮件和账单，如何平衡她的收入和支出，如何用日程表来管理她的商务约会。长久以来我一直觉得自己身处迷雾之中。看到她有条不紊地处理家务，并早早计划下一周的事物，我才明白，我是可以摆脱这种感觉的。要不是从她那里学到了这些，我真不知道自己怎么才能够熬过高中。"

停下来，想一想

积极影响

花几分钟回顾一下你的童年，想想看有哪些成年人曾在你的生活中充当了积极、有益的角色，这些成年人可以是你的叔叔或婶婶、你的老师、爷爷奶奶、家人的朋友，或者是同学的父母。想想有哪些人在你的生活中充当了此类的角色？

你在他们身边时有何感受？你从他们那里学到了什么？

你学到的东西如何帮助了你更好地应对家里的情况或应对你的边缘人格父母，即使你那时候根本不知道什么是边缘型人格障碍？这些成年人有没有在你的生活中帮助过你，告诉你你的父母亲并不总是对的，告诉你你父母的反应并不是针对你？这些话对那时的你有什么意义？现在对你又有什么意义？

赞扬一下你所拥有的恢复力。很明显，你有天赋，有很好的直觉，并且有相当的知识，正是这些因素帮助你走到了今天这一步。你意识到自己有一些缺陷和不足，要批评自己的缺点和不足很容易，但更重要的是要认识到自己具有战胜困难环境的力量和能力。

第3章

哀悼失落的童年

在成长的过程中，你可能也曾怀疑过有什么事情不对，怀疑你的家庭与别人的不同，或者怀疑自己的家庭不甚健全；但你可能并不知道造成这种情况的原因到底是什么。

在成长的过程中，你可能也曾怀疑过有什么事情不对，怀疑你的家庭与别人的不同，或者怀疑自己的家庭不甚健全；但你可能并不知道造成这种情况的原因到底是什么。你可能见到过边缘型人格的个别症状，但并不知道这些症状其实是某个更大病症的一部分。你可能因为父母的言行没有道理、不可预知而觉得自己快要疯了。也有可能，你觉得父母的行为是你触发的，如果你再乖一点、可爱一点、聪明一点、安静一点，能够更好地预知父母的需求，那么事情就不会变得那么糟。你根本不知道问题到底出在哪里，也不知道这事与你无关。

发现与应对

父母患有边缘型人格障碍的成年子女可能会从各种不同的渠道来了解边缘型人格障碍。有些人说他们从报纸或杂志的某篇文章中想到了自己父母的行为；有些人在自己的心理治疗中了解到了有关的情况，他们通常都因为人际关系相关问题或自卑而接受治疗，并由治疗师识别出了相关的症状。还有些人说他们是在大学上心理学课程时，在互联网上搜索父母的症状，以及与医护人员或从事精神健康工作的亲友聊天时了解到了有关的情况。不过，即使你的父母从来都没有被正式诊断为边缘型人格障碍患者，如果书中描写的症状引起了你的共鸣，这些后果符合你的经历，那么你就能够进一步从本书中获益。

在了解边缘型人格障碍的过程中，你可能会有一种难以名状的如释重负的感觉，因为你终于明白，并不是你引起了那些前后矛盾，甚至是带有羞辱、虐待性的行为。你的经历有其他的解释，终于知道你父母令人不安的行为是真实存在的，是不健康的，经历这一切的并不是只有你一个人，这会让你感到由衷的高兴。

人们可能也会有其他的反应，比如否认 ——"哦，事实并没有那么糟""我被打得也没有那么重"，或者"次数没有那么多""批评得没有那么厉害"。比如将事情合理化，你可能会想，"但是我爸爸／妈妈的童年就充满了创伤，他／她根本就不知道更好的为人父母的方法。"这可能是事实。大约 3/4 的边缘型人格障碍患者早年都遭受过心理创伤。但这并不能使他们对子女所做的事变得正当。许多人都有不幸的童年，许多人在童年时都没有得到无条件的爱与支持。但其中的许多人最后仍然成了心智健全、充满爱心的父母。更重要的是，造成你父母存在情绪障碍的可能原因并不能否定你所经历的事实的真实性。

期待改变

在了解边缘型人格障碍，辨别其对你的影响的过程中，你可能感受到高兴、愤怒、悲伤、哀痛、迷惑等多种情感，你可能会觉得不胜重负。产生这样的感觉是完全正常的，它们能够帮助你继续前进。记住，你可以给你的生活带来变化，你也有这样做的能力。你也可以重新审视你在童年时所收到的信息，从一个全新的角度审视你的生活，并学会处理事情的不同方法。这可能很不容易，但只要你下定决心就可以做到。这就好比你一直在溜冰，忽然间有人递给了你一双新旱冰鞋。你想要学习新鞋的用法。因此，你穿上旱冰鞋，扶着墙，并不断尝试松开手溜冰。每一天，你扶墙的次数越来越少，经过一段时间之后，你就再也不会摔倒了。不久之后，你又学会了倒滑和溜八字形——滑旱冰变得和你以前溜冰一样容易。你又学会了一种新的方式。

❓ 停下来，想一想

动机

　　想一想你为什么需要改变。你为什么需要了解这些事实，为什么需要改善自己与他人的关系？

　　思考一下你阅读这本书、做这些练习的原因。也许是因为你的想法、感受，你所做的事，妨碍到了你与别人的关系，影响到了你的自我满足感。你想要理解或战胜的想法、感觉和行为有哪些？

　　通过阅读本书，你还想达到怎样的目的？

哀伤的重要性

在回忆童年时，也许会有千万种感受涌上你的心头，哀伤可能就是其中之一。对你来说，知道像父母一样重要的人在精神和情感上面临挑战，你会失去很多。哀伤是一种自然而然的情绪反应，比如失去心爱的人。面对象征意义上的死亡时，人们也会哀伤，比如在失去一段感情时，或者失去对某段感情的希望时。

哀伤通常是父母患有边缘型人格障碍的人都有过的感受。他们为从未经历过的事物而哀伤，也为偶尔才能享受到的事物而哀伤，比如一个稳定、可靠，能让他们时刻感受到自己被爱护、被接受、被尊重的监护人会让他们为失落的童年而哀伤。因为他们从小就被当作是一个小大人，有时候还要承担起照顾父母的责任。充当父母角色的子女，不得不快快长大，他们跳过了嬉笑打闹、充满自由与好奇心的童年。成年后，他们会感觉衰老、疲惫，并且记不得多少自己童年的事情。

父母的爱取决于孩子的外表、智力、行为，或者是他们一时的情绪。成年子女可能也会为意识到这一点而哀伤。在《天才儿童的戏剧》（*Drama of the Gifted Child*）一书中，艾利斯·米勒写道："当病人终于意识到，这些年来她用如此多的努力和自我克制所得到的爱并不是她真正想要的，当她终于意识到，父母在称赞她的美丽和成就时称赞的是美丽与成就本身，而不是她这个人时，治疗才算到达一个转折点。治疗中，隐藏在成就背后的那个孤独的小孩终于被唤醒，她问：'如果我在你伤心、困苦、愤怒、狂躁之前就出现，会发生什么？那样的话你的爱又会指向何处？我就是我的全部。这是不是说你并不爱我，而只爱我所扮演的角色？那个行为端正、诚实可靠、善解人意、容易相处的孩子，那个事实上从来都不是小孩的孩子？我的童年怎么了？我被诱拐出了自己的童年，再也回不去了，再也没法弥补了。'"

成年子女们也会哀伤那个失落的假我，哀伤他们为了抓住父母的爱而戴上的一幅幅假面具。一段时间之后，面具几乎变得不可分辨了，即使是戴着面具的孩子本人也几乎忘记了面具的存在。脱掉面具，重新恢复真我，这对他们来说，也已变得遥不可及。"如果不是父亲（或母亲）的小宝贝，那么我到底是谁？""我感觉伤心、困苦、愤怒、狂躁，我又是谁？"

成年子女可能会哀伤那个并不存在的理想化的父母。尽管他们可能认为自己与父母有着亲密的关系，但他们会忽然意识到，这是因为戴着假面，因为把父母的需求摆在最前面，并且否认自己的需求。

成年子女可能也会哀伤他们的父母，父母的心理遭受了创伤，从来都没有感受过无条件的爱、接受和尊重。他们也会为父母在边缘型人格障碍中的挣扎而伤心。"我不会希望我最大的敌人患上这种病。"一位男士在谈到自己的母亲时说，"因为如果像她现在这样，她就无法对自己有好的感觉。她根本不可能感觉到快乐或者安全。是的，有时候我感觉自己是受害者，但我也为她而难过，因为我知道，她也是受害者。"

成年子女对另一位父母的期盼也破灭了，他们会哀伤这种破灭，因为另一位父母并没有如他们所期望的那样保护他们、拯救他们、承认他们在边缘人格父母那里所受到的不公正对待。"我父亲事实上等于把我都扔进了狼窝。"乔安娜说，她的母亲患有边缘型人格障碍，"他对她俯首帖耳，即使当她在我们面前说了什么很难听的话之后，他也会为她辩护——'噢。她不是那个意思。'或者'你真不应该对她这么说（做）。'我知道他这么做是为了保证家里的和平，但我真希望他能为我们出头。我是说，我们都只是孩子，他的孩子，他是我们的父亲——这难道不是他的职责吗？"另一些人的父母因为其他各种原因而不能够保护他们，他们也会为此而哀伤。

应对哀伤

没有什么通用的公式可以帮助你应对哀伤。每个人的哀伤都各不相同，持续的时间也有长有短。哀悼没有明确的截止日期。几个月后，几年之后，你可能会觉得自己已经不再哀伤，但一段记忆、一张照片、别人的一句话又会唤起你的回忆，让你意识到自己其实并没有准备好。"每当我观看某一类电影，或者看到某位母亲特别耐心、充满关爱地对待自己的孩子时，我就会对自己所失去的东西感到特别的伤心。"帕特里夏说，她的母亲被诊断患有边缘型人格障碍，"我知道事情已经这样了，过去无法改变。我也知道自己永远都不会有一个真正意义上的母亲。我花费了大量的精力应对这种情绪，但有时候，我仍会感到悲伤。"

1997年，精神病学家伊丽莎白·库布勒－罗斯出版了一本关于如何应对哀伤的著作《论死亡与临终》（*On Death and Dying*）。在这本书中，她将人们接受死亡的心理路径划分成了五个阶段：否认、愤怒、讨价还价、压抑、接受。这几个阶段的顺序并不一定是线性的，你在每个阶段中所感受到的情绪强度不同，处在这个阶段的时间长度也各有不同。哀伤是一个漫长的过程，每个人在这一过程中的经历都不相同。

哀伤一段关系的死亡与此相似——尽管那个相关的人还健在，你的生活也还都在，但你仍然会去哀伤失落的希望、哀伤消失的期盼，哀伤你在意识到自己永远也不会拥有自己所预想的（或社会所公认的）那种与父母的关系时所感觉到的失望。

在进一步阅读本书、处理哀伤的过程中，你可以找一个治疗师或一个值得信赖的朋友从旁协助；至少，也应该有一本经常记录心情的记事本。许多成年子女都说，他们在意识到父母的病情，开始处理自己的各种情绪后，常常会感觉到内心深处有一种深深的压抑，这种感觉让他们不堪重负。（如果你也有这种感觉，那么你应当去寻求专业人士的帮助。）

哀伤时需要应对的挑战之一，就是你对"失去"所抱的看法。想一想你在儿时是怎么认识"失去"的：如果你的狗狗死了，你会觉得自己应该痛哭一场，但同时你也知道，自己应该将小狗埋葬，也许再养一只新的，然后让生活继续。如果你最喜欢的一个玩偶丢了，或者你的朋友让你失望了，你可能也会从中学会"这种事情确实有可能发生"或者"大男孩儿不会

哭"。"生活总要继续""不要总盯着阴暗面""面带笑容，心情
也会变好""过去的就让它过去吧，事已至此，多说无益"，这
些道理你也会慢慢明白。如果你发现最喜欢的老师并不像你想
象的那样，或者某位成年人令你失望，你最有可能从中吸取的
教训就是，不要信任成年人，不要期望值过高。

以下是一些你可能受到的关于"失去"的信息：

◆ 将自己的感受埋藏在心灵深处；你的感情太强烈，太
不合理；别人都不这样。

◆ 找个替代品；换个人（或东西），让他们给你你想要的
东西。

◆ 独自哀伤；没人想听你哭泣 —— 那会让人感觉压抑。
别人会觉得你很软弱。

◆ 给我点时间；只要自己不踌躇不前，一切终将会过去。

？ 停下来，想一想

关于"失去"的信息

在以上那些关于哀伤和"失去"的信息中，你从家人、
朋友、媒体那里听到过什么？你又相信了其中的什么？关
于哀伤和"失去"你还有那些信念，这些信念是从哪里
来的？

请记住

面对哀伤时，亲朋好友会希望你能够听取他们的意见，好让他们觉得自己的建议起了作用。他们会希望你保持乐观，他们也会认为，否认事实、保持忙碌能够减轻你的痛苦。但事实上，对你自己来说，哀伤的主要目的就是改善你应对事实的能力。

❓ 停下来，想一想

揭露事实

详细列举你和父母在一起时所感受到的种种失落。按照一定的分类标准将这些感受记录在你的记事本中，分析你所感受的种种失落。你在为什么而哀伤？例如，"我在哀悼我失落的童年。我没有义务为我那醉醺醺的、抑郁的父母做饭、清理，那时我才11岁"或者"我感到哀伤，因为我的母亲情绪太过激烈，不愿意参加我的婚礼。"

写下你在每次失落中的感受。在上面的案例中，相应的情感可能有愤怒、怨恨、悲伤。

你对"失去"所抱持的看法有没有使你倾向于否定自己的感受？如果答案是肯定的，那么你现在对自己的情感会不会有什么不一样的看法？

应对失落有许多不同的方式，下面的几项练习可能会对你有所帮助。你可以将所有的练习都作一遍，或者只挑选你认为最有用的部分进行练习。

💡 停下来，想一想

1. 给你的父母写一封说明事实的信（不一定真的要寄出去）。在信中解释你持有这些看法的原因，并说明你的感受。信中可包括以下几点：

◆ 你在成长的过程中都有哪些感受？

◆ 你的需求，你想要什么？

◆ 积极的互动（重点强调"积极"）。

◆ 说明有什么事是你当时希望用不同方式处理的。

◆ 表明对过去和现在的接受，确认父母可能所具有的局限性。

◆ 说明你对与父母关系的真实期望。

◆ 你在成年后的经历中，与童年经历有关的那些情感与事件。

2. 为你的父母写一份"悼词"（即使你的父母仍然健在，你也可以进行这项练习）。忽略掉所有的套话和报复性的话，只写你的真实想法。

3. 为你理想中的父母写一份"悼词"。写出你对自己所失去的期盼和希望所抱持的感受。

在做过这些练习后，设计一个精神上的仪式，来纪念你所知道的（或所期望的）这种理想关系的死亡。例如，你可以点上一支蜡烛，念出写给理想父母的"悼词"（练习3），纪念你未曾拥有的父母，然后将"悼词"埋葬。

接受边缘型人格障碍

这话听上去可能过于简单，道理对你来说也可能太过于显而易见：为了不再忍受痛苦，你必须要首先接受所处的环境，不论你是否喜欢，不论这个环境是否公平，不论你是否有能力改变这个环境。这条生活理念来源于佛教。心理学家玛莎·林汉解释说，接受就是"将无法忍受的折磨转化为可以忍受的痛苦。痛苦是生活的一部分，它既可以是身体上的又可以是精神上的。痛是自然界的信号，它可以告诉人们，有些事情不对，有些事情需要改变"。

停下来，想一想

痛苦的信号

痛苦在有些情况下是一种正常的反馈信号，在下面的几个例子中，痛苦都告诉了你，有些东西需要改变：

◆ 你今天早上太忙了，忘了吃早点。现在是下午1点，你觉得头疼。

◆ 和女朋友再次大吵一架之后，你漫步在街头，感觉喉头发紧，胸腔发闷。

想一想在你的生活中，有没有什么时候，身体或精神的痛苦在向你传达某种信息？

你是如何反应的？你的反应是否让你感觉更加舒服了？如果否认痛苦，你的感受又是如何？

接受并不意味着赞成；并不是说接受了某事，你就要为这件事而感到高兴；也不是说接受了某事，你就再也不需要为改变环境或改变自己的反应而努力。但接受确实意味着你认识到了真实的现实 —— 包括所有的悲伤、幽默、讽刺和回馈 —— 在未来的某个时刻，你一定会接收到相应的回馈。

想象一下，你正在学习微积分，并且被家庭作业搞得焦头烂额。但你不承认自己在学业上遇到了困难。然后呢？你被甩得更远，你的挫败感越发严重。不过，如果你承认自己遇到了困难，你就可以做出改变。你可以向老师请教，可以买一本课外辅导书，你可以马上开始改进自己。接受现实，承认问题，这就是第一步。

❓ 停下来，想一想

将接受转化为动力

你的患有边缘型人格障碍的父母有哪些问题一直使你感觉痛苦？在记事本上列出来。

列出你对每个事项的看法，承认这些事物造成了你生活中的痛苦。例如："我和母亲的关系与别人所说的那种关系不一样，直到现在，每次想起这个事实我的心里仍然很难受。"

直面污点

意识到你的父亲或母亲患有边缘型人格障碍，也就意味着要直面这种心理疾病所带来的污点 —— 按照社会通行的标准来说，这可不是一个美好的话题。事实上，它常常会成为人们议论的焦点、取笑的对象，或者仅仅因为让人感觉不舒服而被人无视。而在各种心理疾病中，边缘型人格障碍常常是最令人感觉耻辱的，因为这种疾病通常都与愤怒或喜怒无常联系在一起。患者的伴侣感觉无助，临床医师并不总是能诊断出这种疾病。即使诊断了出来，许多医师也并不想对其进行治疗。

那我呢？

许多成年子女都不禁会想，自己会不会也是边缘型人格障碍患者。如果你在问自己这个问题，那么你患有这种疾病的可能性就还是比较小的，因为这种疾病的患者经常会发现自己很难掌握自己的思维、感觉和行动。正如34岁的赛门所说："我父亲觉得自己完全正常 —— 疯狂的是外面的世界。"尽管研究表明遗传因素在边缘型人格障碍的发病过程中起着一定的作用，但基因本身并不是决定这种疾病的唯一因素 —— 这是一个多种因素相互影响的过程。

不过，如果你的父母患有这种精神缺陷，那么你在成长的过程中很可能也会从他们那里学来一些不正常的世界观、应对压力的不良方式或者与他人交往的不良倾向。意识到这一点，辨别出这些不良的理念和方式，做出改变，这对有些人来说可能就是一大步。

承认父亲或母亲的病情也是一个痛苦的过程，因为有些成年子女可能会从父母的身上看到自己的影子。你可能听过别人开玩笑说，等他们老了以后，他们会变得"就像我爸（我妈）一样"。实事求是地说，成年子女可能会在照镜子时发觉自己的眼睛像父母，面部表情像父母；在做事时发觉自己的手势像父母；在说话时发觉自己在使用父母常用的语调；在日常生活中发觉自己的行事风格像父母。"我花费了巨大的精力将他排除在我的生活之外。"赛门说，"但每次照镜子时，我都会发现自己的眼睛和嘴很像他 —— 不由自主地，我就会从镜子里看到他。"

将两面性的事物合理化

对成年子女来说，难于面对父母精神缺陷的另一个原因，就是在接受这一事实的同时，他们还要接受那些完全相反的情境。一位性格残酷、常常忽视子女的父母，有时候也会让子女感受到爱和舒适。这可能会使你质疑自己的经历，因为你很难会相信，一位在某些情境中表现正常的父母，在另一些环境中就会给他人带来极端的肉体或精神上的痛苦。"我想，情况也并不总是很糟。有时候，她就像个狂暴的怪物，我只能藏在衣柜里，好让她找不到我。不过有时候，她也能做个好妈妈。"43岁的戴博拉说，"她会和我玩，也会让我把朋友们请到家里。而且我也记得她有时候会拥抱我。"对于那些见识过父母极端两面性表现的成年子女来说，将完全不同的两面统一起来看是极其困难的。

💡 停下来，想一想

探索极端情境

回忆一个场景，在这个场景中，你感受到了很不相同或完全相反的几种情绪。使你产生这些感受的原因是什么（例如，因为你的某些想法，因为有关的某个人，或者其他相关的事项）？

如果10分或100分是满分，你的反应程度有多少分？

这项练习的目的在于帮助你理解父母在做出完全相反或前后矛盾的行为时，心里大概是怎么想的。在面对充满压力的环境时，每个人的反应能力都会发生波动。但对边缘型人格障碍患者来说，他们已经将自己逼到了极端，这种波动也就被随之放大；有时候，他们的波动与所处的环境并没有多少必然的联系。这并不是为他们的行为找借口，而是要帮助你理解你的经历。

不再自责

接受你父母的病痛，其关键点之一就是要理解，你在童年时所受到的待遇并不是你的错；并不是因为你很坏，而是因为你的父亲或母亲患病了。尽管如此，人们还是很难不去自责。孩子们需要相信，父母会养育他们，保护他们。如果父母没有做到这一点，如果他们在精神或肉体上贬低、羞辱子女，如果他们在家庭问题上责怪子女，子女们就会觉得，一切都是因为自己的先天不足，而不是因为父母的问题。对子女们来说，父母为他们提供了生活所必需的一切，父母不能满足他们的需求——这对他们来说是不可想象的。因此，一定是他们自己的错。这种思路在子女的婴儿期开始形成，在童年时期得到加强，并最终导致子女强烈的羞耻感和自责。

停下来，想一想

不再自责

在《自恋者的子女》(Children of the Self-Absorbed) 一书中，作者尼娜·布朗解释：即使一位自恋的父母责怪自己的成年子女，子女本人也不需要因为"自己不完美；不能预测父母的需求和期望；适当地关注自己的需求；与别人不同，不那么令人满意；让父母失望"而责怪自己。

按照从 1 到 5 的程度评分（1 表示"一点也不"，5 表示"非常"），评判一下你在以下方面自责的程度：

◆ 不够完美。

◆ 没有满足父母的需求、欲望或期望。

◆ 提出了自己的要求。

◆ 看到了事实，说出了事实。

◆ 令父亲或母亲失望。

◆ 自己不能控制的情况，如家庭成员生病、财政
紧张。

按照从1分到5分的标准，评判一下你认同以下理念
的程度：

◆ 如果我当时说了／做了……我就能改变父母对我
的看法。

◆ 如果我改变……我的父母就能接受我了。

◆ 我的父母会变的。

◆ 我的父母总会知道什么对我是最好的。如果我没有
达到他／她的期望，我就永远无法令自己满意。

◆ 在内心深处，我知道自己在某些方面是存在缺
陷的。

◆ 我活该感觉羞耻。

◆ 如果我能够适当地解释清楚对父母的感觉，我就能
帮助他们改变。

◆ 如果我再爱我的父母一些，他们就会回到我身边。

现在，挑出所有评分在2分以上的选项，然后质疑这
些选项。将你的质疑写在记事本上。例如，对"如果我当
时说了／做了……我就能改变父母对我的看法"这一项，
你的质疑可能就是："无论我当时说什么、做什么，现在说
什么、做什么，都无法改变我的父母。"或者"即使我是世
界上最完美的子女，我的父母还是会挑出错来，因为错并
不在我，而是在他们。"

尽管边缘型人格障碍患者也有可能改变他们的感受、想法和行为，但他们这么做的可能性很小，尤其是在已经这样过了这么多年之后。在接受自己的处境，并摆脱这种境况的过程中，你一定要放弃不切实际的希望和幻想，不要再幻想你的父母会洗心革面。你可以这样想：如果他们变了，那就是一个奇迹，是意外之喜，这种事是可遇而不可求的。

感受自己的感受

在接受父母病情的过程中，你所要面对的另一个挑战，就是接受自己的感情。对于患有边缘型人格障碍的父母来说，当他们把别人的感受视作威胁时，他们就会否认这种感受，不承认其存在。许多成年子女都还记得父母不容许自己表达感情。由于一直压抑着自己的感情，你可能会逐渐将这些感情隔离、隐藏起来，否认其存在，并用食物、酒精、药物来麻醉自己。你可能会在以下方面存在困难：

◆ 分辨自己的情绪。

◆ 意识到自己的情绪波动。

◆ 表达情绪。

◆ 接受你自己情绪激动的事实。

◆ 信任他人，向他人表达自己的感受。

◆ 感觉可以安全地向他人表达自己的感受。

◆ 你可能在情绪管理上也存在困难。

◆ 你是否感觉自己被自己的情绪所控制？

◆ 你在心烦、焦虑、愤怒或悲伤时是否感觉自己会失控？

◆ 有时候，你是否感觉自己的某种情绪会一直持续下去？

◆ 你是否在情绪激动时说过一些话或做过一些事，事后又对此感到后悔？

◆ 你是否曾希望能驾驭自己的情绪，或者希望自己完全没有感情？

停下来，想一想

情绪挑战

你在情绪方面面临着哪些挑战？你觉得这些挑战的根源是什么？

设定几个分辨情绪、管理情绪的目标。你想要在哪些方面获得改善？把它们写下来，并想一想要如何来衡量这些改善。例如，"如果我能够说出自己为什么生气，而不是马上开始大喊大叫，那么我就可以说，我比以前更能够控制自己的情绪了。"

情绪的光谱

人类的情绪有上百种，它们的程度各有不同，有些情绪间只有细微的差别。例如，愤怒按程度排列可以有微怒、愤怒、盛怒和狂怒；伤感可以从轻微的忧郁发展到失望最后到完全的绝望。与评估自己的感受同样重要的，就是理解这种种情绪的细微差别。你对某人感觉恼怒并不意味着可以暴跳如雷并发誓再也不和那个人说一句话。你对今天发生的某事感到悲伤并不意味着世界会就此终结、你要放弃所有的希望。情绪调节失常是边缘型人格障碍的一大特征，被患有边缘型人格障碍的父母养大的子女也会因此缺少一个学习的好榜样。

情绪事实上有以下几个作用：它可以帮助你与自己和他人交流，帮助你满足自己影响并控制周围环境和他人行为的需求，它会在危险时警告你，帮助你理清自己的行为动机和对周围世界的认知。

影响情绪的因素有很多，包括你的生理特征和气质以及你所接受到的外界反应。你也会受到自己的想法、感受以及自己对种种事物的认知的影响。例如，一声意料之外的巨响在一个情境中听上去会像是一场爆炸，在另一个场景中则可能会被当成是建筑施工的声音。一种情绪也可能被另一种更基本的情绪所引发。例如伤害或失望会引发愤怒，愤怒可能会引发愧疚。最后，你的信念也会影响你的情绪。正如在哀伤和自责两节中所讨论过的那样，最重要的就是分辨出你在感受到那些情绪时所持的理念，并挑战这些理念。

停下来，想一想

关于情绪的公认理念

下列陈述中你同意哪些？将它们标出来。想一想你在日常生活中在多大程度上应用了这些理念。最后想一想怎样将这些陈述转化成更加健康的理念。

◆ 如果我与周围的人分享自己的感受，他们就会觉得我很弱小，或者干脆觉得我疯了。

◆ 我的感受有对有错，具体取决于所处的环境。

◆ 情感丰富的人通常都是容易失控的人。

◆ 如果我花费太多的时间分析自己的情绪，别人就会觉得我很自恋。

◆ 总的来说，还是不要过多地谈论自己的情绪比较安全；反正也没什么人能懂。

◆ 每当我愤怒（嫉妒、受伤害）的时候，我都应当迅速摆脱那种情绪。

◆ 情绪没有什么好处，归根结底，它们一钱不值。

◆ 负面情绪通常都是由其他事情所引起的，例如经前症候群（PMS），或者醒来时发现自己睡在床的另一边；它们并没有什么道理，并且没有什么原因就会改变。

想想看，你对情绪变化还有些什么看法。然后写下你对每一条的质疑。

辨认各种情绪

情绪是多样且主观的，那么你要如何辨认呢？如何分辨自己的感受呢？有时候，你马上就会知道；有时候，你可能需要通过自己的行动才能分辨出来。例如，你可能会突然发现自己嗓门提高了，随后才意识到自己生气了。我们的想法也会帮助分辨自己的情绪 ——"我发现自己的心里满是这种病态的想法，这时我才意识到，自己很伤心。"生理变化也是情绪变化的信号：心跳加速、肌肉紧张、胸闷、双拳紧握、牙关紧咬、双手发抖、耳鸣、脸红、太阳穴处的血管搏动、流泪、掌心出汗或两肩放松等。

停下来，想一想

你的表现？

你在感受到各种情绪时会有什么样的想法、行为或生理信号？在你的记事本里将这些都写下来。在记录时一定要记得写下愤怒、悲伤、恐惧、焦虑和高兴时的表现。

接受痛苦的情绪

下一次你觉得自己将会有剧烈的情绪波动时，请尽量只关注情绪本身，而不要评判自己该不该有这种情绪（"我不应该生气，并不真是他的错"）或者根据这种情绪做出反应（辱骂你生气的那个人）。尽量不要否认你的感情（"没事，我没有生气"）。相反地，理清自己的感受。不要总是想着自己是不是反应过度，或者误解了形势。

做到这一点可能比较困难：先关注自己的这种情绪一段时间，尽量不要立即根据你的感受而采取行动。记住，强烈的情绪总会过去，你可以过段时间再分析所处的形势。

让情绪管理变得更容易

剔除令人痛苦的情绪是不可能的，也是不值得提倡的。不过如果你清楚自己可以养育自己，感觉到轻松、头脑清晰、健康而强壮，那么接受并处理这些令人痛苦的情绪就会容易得多。

有些环境因素是你无法控制的，比如天气、事故或别人的行为。但更多的因素却是你可以影响的，你可以决定自己对自己的感受如何反应。下面这些话在你看来可能很浅显，但人们却常常忽视这些浅显的道理：

◆ *适度休息—— 不要太多也不要太少。如果你很难入眠，去找一个睡眠专家看看。常见处方药、酒、睡前饮食、压力、睡眠呼吸暂停综合征及其他一些因素都会影响你的睡眠，并进一步影响你在醒来后的感觉。睡眠过度则会使人反应迟钝、头脑不清醒。*
◆ *照顾好自己。采取预防措施并治疗你可能患有的疾病。*

◆ 饮食均衡健康。如果你因为生理原因（例如过敏或糖尿病）需要控制禁食某些食物，记得一定不要破戒。

◆ 锻炼。根据自己现时的健康条件为自己设定切实可行的目标。如果你经常坐着办公，不要一下子就开始跑马拉松。你可以先从每周3次，每次走10分钟开始，然后计流利每周 1 次、5人，并持时间延长到每次15分钟。

◆ 少喝酒，少喝咖啡，远离大麻、可卡因。只在医师的指导下服用处方药。

◆ 多做有助于建立自信的事情，不论那事情是多么微不足道。

◆ 不要离群索居，定期拜访朋友，或者给朋友打电话。

◆ 列一张单子，写出让你感觉快乐、值得欣赏的事物（欣赏花朵、点一支蜡烛、听自己最喜欢的CD、在起床前读一会儿书），并尽量每天做至少一件。

与家人和朋友分享你的真实感受

要做到接受父母存在短处这一事实，并接受自己所处的环境，关键点之一就是与和你亲近的人交流过往的感受。在发现这种疾病以及这种疾病对你的影响之后，想要找个人倾吐是很正常的。同时你也应当意识到，你倾吐的对象可能并不想要听你所说的那些话，他们也能会发表一些不适宜的评论。在理想国里，人人坦诚相待，并能在他人吐露隐私的时候进行推心置腹的交流，可惜我们生活的世界不是理想国。而且由于你在成长的过程中一直不与人分享你的感受和想法，你对别人的反馈也会异常敏感。

被无视

你有没有这样的经历：告诉朋友你的家庭关系很紧张，并告诉朋友你怀疑父亲或母亲患有边缘型人格障碍，但得到的回答却是，"哦，应该没那么糟吧"或者，"我觉得你父亲／母亲还挺好的，你可能误解他们了？"你的感受和想法被你所信任的人、你认为会理解你的人无视、驳斥，这种感觉是很难受、很令人失望发狂的。但其他人的反应并不能否定你的感觉。别人不理解你的感受，不理解你所表达的事，这并不意味着你错了。

想一想别人为什么会做出这种无视你的感受、驳斥你的观点的评论。下面是一些关于家庭和血缘的社会公认的理念。其他人可能也持有相同的看法。

◆ 血浓于水。
◆ 孝敬父母。
◆ 爱能征服一切。
◆ 和为贵。
◆ 家丑不可外扬。

◆ 要顾及邻里间的影响。

你还能想到此类的其他理念和谚语吗？

因为许多人都认为与人谈论自家私事超越了一般的社交界限，所以有些人在谈论不正常的家庭关系和极端情绪化的事件时会感觉很不舒服。因此他们很可能没有什么经验，不知道怎样去当一个好的听众，也不知道怎样在别人倾吐时给予适当的安慰。他们可能确实想要帮忙，想要提供解决问题的办法，尽管你可能不是那么理解的。

每个人都有自己需要面对的问题。你永远不会知道，你在向别人倾诉时，别人会怎么想，你的倾诉是否会使别人回忆起什么痛苦的记忆。尽管别人可能不会告诉你 —— 他们本人可能也没有意识到 —— 但你的话可能也多多少少触到了他们的痛处。有可能和你的倾诉没有什么关系，他们的反应主要是针对自己的不安、恐惧和抗拒的。

倾诉的规则

记住，你没有义务和你不想要的人分享信息。人是很容易被引诱的，尤其是在对方身上具有你的理想父母所具有的某种气质的时候。因此很容易理解，如果某位熟人或朋友对你和你的生活表现出兴趣，在他面前痛快地一吐真言对你来说将会是多么充满诱惑的一件事。倾诉的基本原则，是循序渐进。在心中把倾诉类比成在一池冰凉的水中游泳。你先将脚趾浸在水中，然后用脚将水泼到腿上，或许还会撩起一些水花泼洒在手臂和躯干上，最后才真正跳进水中。不论你和对方有多么熟，请记住，想要分享多少，如何分享，决定权完全在你。

⏻ 停下来，想一想

将被无视的风险降到最低

列一张单子，写出你在倾诉时，希望对方具有的品质和表现出的行为。例如，你可能会在单子上写上"不要打断我说话，不要透露给其他人，通情达理"。

再列一张单子，写出你在与人分享私密信息时不希望对方表现出的行为和品质。例如，你可能会在单子上写上"给别人传闲话，用'那算什么，我当年……'打断我的话"。

上面这个练习可以帮助你更深入地思考，谁才是你真正的朋友。在生活的不同阶段思考这个问题是很重要的。随着你不断成长，见识不断增长，你的朋友也可能会发生变化。你可能会发现，自己已经超越了某个圈子。你可能会发现，某个以前很亲密的朋友会使你不断地想起自己的边缘人格父母。你可能会发现，与某些人在一起的时候不如以前那么有趣了，或者你已经厌倦了与他们的交往。记住，如何选择朋友是你的自由。有人想成为你的朋友，或者他们表示他们需要你，并不意味着朋友关系就能够成立。选择权完全在你。

如果你和某个你不想分享信息的人在一起，或者你在谈话中发现进一步的分享会使自己感觉不舒服，你完全可以直接说，"你看，这事儿我现在并不想谈"或者"我今天不想说这事儿"或者"太复杂了，一言难尽"。

停下来，想一想

踩刹车

想一想，如何用你自己的话礼貌而又坚决地告诉别人，你不想进一步地与他分享信息。想三四段这样的话。记住，与人交流时语气和肢体语言也会发挥极其重要的作用。你可以在镜子、朋友或治疗师的面前练习练习这几段话。腰板挺直，直视对方，从容不迫地说完这段话，这样才不会显得羞怯，或者让别人以为你在请求他们的许可。

练习一下你在听到别人无视你的感受或驳斥你时的反应。你可以说，"我知道你的经历是这样的，但我的经历有所不同。"或者"我知道事情在外人眼里可能会有所不同，但我知道我经历的是什么。"尽管这些练习可以帮助你应对别人的负面反应，但你也不需要时刻保持警惕，总以为别人不会接受的观点。

与家人分享

与家庭成员分享你的感受和看法时，你所面对的挑战又是完全不同的。因为比起外人来，家庭成员更容易与你发生共鸣。他们可能会：

◆ 怀疑你父母的疾病是否是他们所引起的，或者他们也是引发病情的因素之一。

◆ 因为自己没有意识到有什么问题不对而丧气。

◆ 因为自己的希望破灭而感觉愤怒、悲伤或者失望。

◆ 因为没有更加努力地保护你和你的兄弟姐妹而愧疚。

◆ 害怕自己也会患上边缘型人格障碍。

◆ 为什么得病的是你的父母而不是他们 —— 他们会被这种愧疚感所折磨。

如果你的感受和看法被家庭成员无视或者驳斥，这种打击通常都是毁灭性的。丹一直怀疑他的母亲患有边缘型人格障碍，他还记得自己向小姨透露自己的想法时所发生的事。他在一个论坛上看到了相关的介绍 —— 那些症状和故事引起了他的强烈共鸣。"真是太可怕了。"他终于理解他的童年发生了什么之后，感到了巨大的轻松。他把这件事告诉了几个亲戚，其中就有他的小姨。在他说话的过程中，小姨一言不发。不过事后，他从妹妹那里得知，小姨认为他在撒谎，"她问我妹妹，我怎么能如此不堪，'平白惹出这么多麻烦''明明都是没有的事'。"

在面对家人的此类反应时，想一想他们否认你的感受的目的是什么，这会对你有所帮助。此外你也应该知道，并不是每个人在与你父母的交往中都有和你类似的经历。正如我们在前几节讨论过的那样，患有边缘型人格障碍的父母或表现出相关症状的父母会给子女贴上标签，把其中一个当作天使来宠，却将另一个当作引起一切麻烦的小魔鬼。由于视角不同，甲与乙对童年的看法可能存在着很大的区别。其他亲属，尤其是你的兄弟姐妹，他们可能仍然深陷在与父母的关系之中，这就使得他们不愿意，也不能质疑。记住，你知道自己到底经历了什么。别人的看法不同，或者别人质疑你的看法，这并不表示你的看法就是错的。你的感受不会因此而减轻，事实也不会因此而改变。

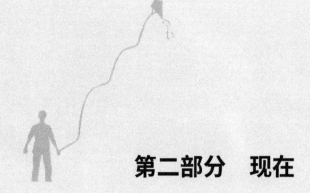

第二部分　现在

第4章

内疚、责任与原谅

内疚可以是一种正常的反应，但不正常的内疚却是另一回事。无法消化的内疚，在心中不断发酵的内疚，不是你的错，但你仍然会感觉到的内疚，这些类型的内疚在父母患有边缘型人格障碍的成年子女那里很常见。

内疚，这是父母患有边缘型人格障碍的成年子女在采访中常说的一个词，但这个词指的究竟是什么？人们常常把内疚和羞耻混为一谈，但事实上，这是两种完全不同的情感。你在觉得自己做错了什么事的时候才会感受到内疚。按照约翰·布莱德肖的说法，"正常的内疚感是良知的核心。它是我们做出违反个人理念和价值观的事情之后的反应。内疚源自我们内在的价值观标准，并且不像羞耻感那么基本……内疚并不是个人对其身份或个人价值被贬低的直接反应。"按照这种说法，如果你认为入店行窃不对，但你还是做了，那么内疚就是一种正常的反应。因为你的行为违反了你的价值观，你践踏了自己内在的价值标准。

为什么会内疚？

内疚可以是一种正常的反应，但不正常的内疚却是另一回事。无法消化的内疚，在心中不断发酵的内疚，不是你的错，但你仍然会感觉到的内疚，这些类型的内疚在父母患有边缘型人格障碍的成年子女那里都很常见。那么，这种内疚感是如何产生的呢？

这种内疚感可能来自于以下某个方面，或几个方面因素的共同作用：

对自己掌控的一切的需求。感觉自己需要对所有事情负责，这表明你想要在自己无法控制的场合里感觉到力量和控制力。例如，一个女孩儿觉得自己对父亲多次企图自杀负有责任。这可能是因为她还小，还没意识到父亲这样做是基于他自己的选择。她还可能生活在无尽的恐惧之中，因为她担心不知道哪一天自己放学回家后就会发现濒死的父亲躺在地上，或者更糟。内疚感和责任感会使她觉得自己对这种不稳定的生活还拥有某种控制力。

你在家里扮演或曾经扮演的角色。当你不再扮演指定的角色，并大声说出自己的感受时，你可能会因为打破了表面的沉静，将一切都暴露在他人面前而感到内疚。比如，患有边缘型人格障碍的母亲眼里的乖孩子可能会在接受心理治疗谈起自己的童年时感到内疚。儿时，他是家里的管家，是母亲的朋友。因此，在和治疗师谈话并批判性地谈论自己的童年时，他会觉得自己背叛了母亲。

过弱的界线意识，投射性认知。如果你的界线划得不够清晰，那么在与父母相处时，就很难判断你的责任和义务到哪里为止，你父母的责任和义务又从哪里开始。父母可能会下意识地将自己的内疚感投射在子女身上。边缘型人格障碍患者很容易感到愧疚，为了避免这种感觉，他们将内疚投射在子女身上，而子女们特别容易认同这种投射，并对父母感到内疚，这种现象被称作投射性认同。举一个例子：一天，一位女士对自己的孩子感到不快并失去了耐心。当孩子说，"我饿了，什么时候吃午饭呢？"时，女士一下子叫了起来，"真不敢相信你这么自私。你没看见这还没到饭点吗？"这位女士实际上就是在投射，她实际上想要表达的意思是，"我累了，不想再动了，做午饭之类的，再等等。但我这样想很自私，我无法接受这种想法。因此，我就说这种想法来自于你，都是你的错。"孩子总是相信妈妈告诉他的话，他努力想要搞明白，为什么妈妈会对饿了就需要食物这样一件再正常不过的事情大发雷霆，他可能会得到以下几个推论：（1）妈妈发火都是因为他；（2）他提出这个要求很自私。认识到这两点之后，不健康的内疚感就开始积累起来了。

内疚的原因

成年子女可能会想要知道，他们患有边缘型人格障碍的父母是否在有意识地把内疚当作一种工具，因为他们感觉到的就是这样。稍后我们将会谈到父母的责任，不过不论他们是有意还是无意，患者总是会通过各种方式诱发他人的愧疚感，他们会：

◆ 控制所处的环境并最小化未知因素。
◆ 指责别人的愿望或别人所希望的结果不道德。

◆ 拒绝为自己的行为负责，拒绝接受自己的感受，不愿
   意面对自己的想法。

鉴于你在成长过程中的种种经历，每当回顾这些经历时
你都会觉得五味杂陈，弄清楚内疚感的根源也就显得更加的困
难。内疚感可能会以一种很微妙的方式在家中出现，少数几个
难以忘却的瞬间并不足以说明它在家庭关系中所起的作用。事
实上，正是那无数段还算正面的经历加强了你的感受。

成年子女会感到自己有愧于他们患有边缘型人格障碍的
父母，感觉他们对父母负有责任，以下是他们感觉内疚的几个
原因：

对现实的认知不同。 认知不同是不行的。患有边缘型人
格障碍的父母会把他们的认知作为正确的认知强加给别人。例
如，米卡告诉他的父母，如果他周末有空并且不太累的话，他
愿意帮他们粉刷房屋。而他的父母听到的是（他们希望的就是
这样），"我一定会帮你们粉刷房屋。"周末到了，米卡决定不
帮父母这个忙，并把自己的决定告诉了父母。他的父母回答：
"哦，但是米卡，我们就指望你了。你说了你会来的。没有你
我们可怎么办？"

批评和指责。 无情的指责和错误的责难也会引发内疚感。
如果你不断地听到别人告诉你是你把事情搞糟了，你的行为不
合适，你不应该这么做（或者本该做什么但没做）……你就

会开始相信你辜负了他们，并应当为此负责。你甚至会开始怀疑，自己是不是真的做过但是忘记了，所以才觉得他们的指责不对。父母的观念在你的内疚感中发挥了巨大的作用。

发现自己处在必输的形势中。不论你做什么都是错的。例如，如果你为自己辩护，父母可能就会说，你怎么这么"倔"，或者让你不要这么看不开，不要这么敏感。如果你不为自己辩护，他可能就会觉得你默认了他的指责。不论怎样，受到伤害的都是你。你也就会因此而开始觉得责任都在你，并感到内疚。丽丽还记得自己好几次因为自己没做过的事而受到指责。每当她为自己辩解，而父母又不相信她的话的时候，她都会因为伤心而哭泣。这时她的母亲就会嘲笑她，"哭什么哭？被抓了个现行才伤心了？宝贝儿你还挺知道羞的嘛。"在另一个例子里，雪丽还记得她母亲的最近一次生日。"她告诉我不要给她买礼物——她想让我把钱省下来装修房子用。生日那天，我寄给她一张贺卡然后打电话给她。她在电话那头闷闷不乐地说，'卡片不错，不过我有些失望。要知道，你妹妹送了我一大束鲜花。'"

否认与投射。患有边缘型人格障碍的父母否认自己行为的影响，并反过来指责你。例如，父母可能会拿你开一个很残忍的玩笑，如果你不笑，他们就会说，"你觉得我的笑话不好笑吗？你怎么总是这么严肃？"或者当你抓住父母正在做某件不好的事的时候，他们就会投射感情，说"你觉得我不好相处？

如果你不是这么自恋，你就会发现难以相处的人实际上是你"。

扮演受难者的父母。你可能听到过这样的话，"我为你付出了那么多，你却……""你不知道我牺牲了多少……""早知道你会这样对我……""不论你怎么对待我，我都会爱你的"。

压抑感情。因为觉得你要对某事负责，你的父亲或母亲可能会对你很冷漠，或暴怒异常，直到你承认错误、认错道歉为止。

？ 停下来，想一想

负罪感

想一想负罪感在你的生活中和你与父母的关系中所起的作用。你对什么事情感到内疚？把这些事情列一张单子，在这个过程中不要自责，也不要想"我知道我不应该为此而自责……"你可能会因为以下的情况而感到内疚：

◆ 没有和父母共度佳节。

◆ 拒绝了父母拜访或交流的请求。

◆ 父母这些年来对你的付出。

◆ 为自己的成就而骄傲。

◆ 父母在上个感恩节时所爆发出的愤怒。

◆ 接受他人的帮助或馈赠。

◆ 希望父亲或母亲死亡，"滚得远远的"，或者从自己的视线里消失。

为了帮助你思考，你也可以做一做下面这个改编自《与内心的恐惧对话》一书的练习。用你自己的经历填空补全下面的句子。

◆ 我为自己想要／不想……而内疚。

◆ 我为自己做了／没有做……而内疚。

◆ 我为自己感觉到／没有感到……而内疚。

◆ 我为自己说了／没说……而内疚。

◆ 我为自己相信／不相信……而内疚。

◆ 我为自己质疑／没有质疑……而内疚。

◆ 我为自己有／没有……而内疚。

◆ 我为自己表现出／没有表现出……而内疚。

◆ 我为自己对……做了／没有做……而内疚。

◆ 我为自己本该／本不该……而内疚。

想一想你自己为什么会对单子上的事物感到内疚（再次提醒，是"为什么"，而不是"该不该"）。内疚感在你的家庭中起到了怎样的作用，它又如何加强了你那种要对某事负责的感觉？

承认自己的感受，仅此而已

内疚感的正面作用之一，就是正常的内疚感可以帮助你改正错误。但你又怎样才能知道自己的内疚感是否正常，你的内疚是否是由你的作为（或不作为）所引起的呢？这个问题不好回答。因为患有边缘型人格障碍的父母的指责当中可能确实有一些真实的因素存在。例如，你的父母可能会说，"你和我说话的时候怎么总没有好脸色？为什么对我生气？我哪一点对不起你了？"父母的问题表明他们不愿意承认自己对你的愤怒负有责任（他们把否认和投射当作防卫的工具）。但他们的话中关于你和他们说话时"没有好脸色"的部分却很可能是真的。

 停下来，想一想

我该感觉到内疚吗？

一件件地分析各个事例可能会使你感觉困惑，但确实有一些方法可以帮助你分析自己的内疚感，并搞清楚你否应该摆脱这种感觉。

回答下面这些问题：

◆ 对我的批评是否与我犯的错相适应？（不论如何，你都应当承认，人非圣贤，孰能无过。）

◆ 我有没有侵犯过别人告诉过我的界线？

◆ 我有没有承诺过什么事，然后又不信守承诺？

◆ 我是否真的要对此负责？我是否能够控制事情的后果？

◆ 我的目的或动机是什么？

◆ 我的直觉告诉我现在是什么状况和我自己应负的责任？

◆ 假设一个相似的情况，想一想我的密友（或偶像）

是否会认为我该对此负责任？

◆ 我的言行是否是为了自卫或自我保护？

还有一些问题你也可以问问自己：

◆ 尽管不该你负责任，但你仍然感觉内疚，这给你带来了怎样的后果？这种感觉是否消耗了你的精力和能量，占去了你的时间，并影响了你的健康？

◆ 内疚感是否在你与父母的关系中起了某种作用？这是否会使你觉得自己对事物拥有更大的控制力？内疚感是否在其他方面促进了你的生活？

◆ 你期望通过消除内疚感和需要负责任的感觉来获得什么？

如果你觉得自己的内疚感是正常的，那么请考虑一下你该怎样改正自己的行为。如果你发现自己的某些内疚感是不正常的，那么你就需要采取措施摆脱这种感觉，并且不要再承担不该你承担的罪责。

摆脱内疚感

摆脱内疚感的关键点之一，就是要真正了解这个事实——你无法控制他人的想法。如果你的父亲因为你拒绝在家庭战争中站在他的一边就把你看作是世界上最糟糕的子女，想想看，这不是你所能控制的。如果你的母亲告诉你不要为她买生日礼物，然后又因为你真的没买而感觉失望，你也不必为此而感到内疚。

你也不用总是向别人解释，或者回应每一条对你的指责和批评。简简单单的一句"真糟糕，很抱歉你会那么想"就已经足够。兰迪·克莱格和保罗·雪丽整理出了一份列表，上面列出了一些你在觉得需要解释一下或者需要为自己辩护时可以用到的话。我们对这张列表做了一些修改：

◆ 很抱歉，但我不能。

◆ 很抱歉这让你伤心了。

◆ 我就是不能这么做。

◆ 我理解你的想法，但我还是只能拒绝你。

◆ 那是你的选择，我也有我的选择。

◆ 我知道我过去为你那么做过，但这次不行。

◆ 你说的也有道理，但我的答案仍然是"不"。

◆ 我理解你的感觉，希望你能找到其他的解决办法。

你可能需要在镜子、可以信任的朋友或治疗师面前练习一下这些话，以便能按自己的方式，用合适的语气和肢体语言自信地将这些话说出来。真正面对这种场景时你可能仍然会觉得很难，并缴械投降道，"好吧，下不为例。"但如果不接受那些不该你承担的情绪，你的自尊就会相应地得到提高。

责任

　　在讨论内疚感的过程中，你可能会问，"如果我不用为父母的行为或反应负责，那么谁该负责？父母本人吗？"这是一个复杂的问题，正是边缘型人格障碍使这个问题变得复杂。这种病的患者可能会表现出极端的情绪波动，并使他们的感受和行为显得令人困惑，前后不一，充满矛盾。随后，他们可能会感觉到极端的内疚和羞愧，甚至会因此而自责，这就使得他们很难承认自己的行为。他们可能不知道该怎样面对自己的羞愧和自责，他们可能也缺乏洞察力和敏感，无法认识到自己的行为对他人的影响。

　　你可能很想知道，你的父母是否意识到他们在你儿时（或成年后）对你说过一些很不好的话。你可能很想知道，你的父母在将你和你弟弟深更半夜赶出家门时是否意识到自己在做什么，尽管他声称自己从来没有做过这样的事。你可能很想知道，你的母亲有没有意识到每年冬天你的衣服都不够，尽管她在回忆时总是说自己将你当作小公主来对待。他们真的不记得了吗？他们改写历史了吗？他们那时候是否意识到了自己的所作所为有多么危险、多么病态、多么残忍？

　　这些问题没有明确的答案。答案可能会因人而异，也可能会因事而不同。在一个情景中，父母可能会对自己的愤怒感到极端的羞愧，并将这种感受投射到你的身上，然后又强烈地否认自己感到愤怒或者否认自己将情绪投射到了你身上。在另一个情景中，同一个人可能会真的陷入狂暴并在事后记不得自己砸碎了车窗。在第三个场景中，面对质问时他可能会告诉你，他不记得对你说了什么难听的话，但事实上他记得。

一位女士表示，这完全需要碰运气，当她指出母亲对她的几个孩子做了什么时，有时候母亲会痛哭流涕地说："你们知道我爱你们，我已经尽力了。"另一些时候，面对同样的情况，她的母亲则会愤怒地大叫："你们两个忘恩负义的家伙，你们知不知道你俩有多难伺候？"那位女士还记得，有的时候，她的母亲会直接否认事情曾经发生过，即使她在之前的场合已经承认过同一件事。

不论你的父母有什么反应，结果都会导致你的经历不被承认。如果父母不愿承认他们自己的行为，你就会自觉或不自觉地承担起责任，就像我们在前文中讨论过的那样。你可能会很同情他们，并想，"他只是忍不住，他生病了。"或者"他的父母对他就不好。"有这种感觉是很正常的。没有人希望自己得边缘型人格障碍；你的父母不是自愿患上边缘型人格障碍的，这种疾病也使他们的生活变得艰难——想想看，无时无刻不感觉到羞愧，感觉到人人都在盯着他，感觉没有什么是安全的，感觉你所爱的人随时都会离你而去，并且感觉脆弱和失控。

患有边缘型人格障碍或其他影响与人交往能力的疾病的人有两种选择——无视这种疾病，或者想办法控制它。一位男士将他那不愿意承认病情的母亲比作不愿意放弃餐后甜点（或不愿注射胰岛素）的糖尿病患者。另一位女士在互联网论坛上写道："想象一下，你认识一位残疾人，如果这位残疾人努力

参加复健治疗 —— 尽管这个过程可能漫长而痛苦 —— 他们很有可能会在最后过上一种相对健康的生活。他们很有可能会学会自己走路、跑步、做运动。再想象一下，这个人如果拒绝寻求帮助，只是终日坐在那里抱怨。希望别人来满足他的要求，照顾他。这时候你还有多少同情心？"

"我知道边缘型人格障碍这种病会使人难以承认自己不完美，所以很难寻求治疗。但是这种病也有治愈的先例。这是可能的。但我们的父母选择什么也不做。我为我母亲所要忍受的痛苦而感到悲伤，但我也知道只有她自己可以帮助自己，但她选择什么也不做。我什么也做不了，我对此也没有责任。而且我也不容许她将自己的痛苦强加在别人身上。"

如果你的父母不承认自己的某项行为，那么他们也就没有什么可能做出改变。密歇根医学院精神病学教授肯尼思·希尔克出版过两部人格障碍方面的专著，按照他的说法：因为治疗方法有限，所以（边缘型人格障碍患者）需要相信，他们有能力来战胜挑战。他们需要为自己的作为负责。我不是说他们是故意的，也不是说他们的症状是假的。但我们都需要决定自己释放压力的方法，并承担相应的后果。他们会倾向于为我们认为不可接受的行为辩解，并将其外部化、合理化。但如果他们不承认自己的行为，那么他们就不会改变。

对成年子女而言，他们最看重的，就是他们的父母承认自己的行为，并承认这种行为对他们的影响，甚至为此道歉并做出改变。这是有可能发生的，尽管可能并不完全如你所愿，或者需要一个漫长的过程，或者你的父母只会承认其中的一部分但否认另一部分。每当这种情况发生时，你都面临着一个选择：盼望你的父母继续承认自己的感受和行为，事实证明这是没什么用的。或者，你可以接受这样的事实——父母在现阶段没有这样做的能力。然后专注于你自己的生活，看看你可以做出哪些改变。

自己做主

人在感觉到痛苦时很容易想要去问究竟是谁的错，谁该负责。这种反应很正常，专注于"谁该负责""他们到底有多糟"会让你不那么介意不好的感觉。不过在指责别人影响了你的心情的同时，你也将自己摆在了受害者的位置。这意味着你将大把的权利交到了别人手上，实际上，你将自己的幸福放在了别人手中。鉴于你与你所指责的这个人交往的经验，这可不是个明智的举动。

重构

将你与患者之间的关系重新解释为需求的不同可能会对你有所帮助。例如，你的父母需要将他们的感受投射出去，并否认自己对过往行为的责任，以便保护自我并将自己的羞愧感压缩到最小。而你，则需要别人承认你所受到的虐待，并拒绝再接受他们的投射（如果你想要过上属于自己的健康生活的话）。

从这个角度来看，指责就没有什么意义了 —— 你不再是"坏蛋"手里的无辜受害者。你可以自己控制局面。

下面是一些关于个体责任的观念。这些话初听上去可能有点激进，但请记住，这些观念并不是要否定你或淡化你的经历，而是要帮助你通过一个不同的视角来看清自己的心情。

◆ 与自己选择的人交往，获得怎样的满足感，责任完全在你。

◆ 如果你与他人交往的策略不成功，那么责怪别人是毫无意义的。

◆ 最该要问自己的问题不是"谁要为我的痛苦负责？"而是"我该拿痛苦怎么办？"

◆ 不要期望别人改变。

◆ 任何人际关系最后面临的都是两个基本选择：适应或放手。

◆ 作为一个成年人，你从来都不是受害者（尽管在童年时你可能是，因为被那个本该照顾你、养育你的人背叛或无视）。

约翰·布莱德肖在他的著作《创造爱》中引用了一段治疗师弗吉尼亚·萨特尔的话，表达了相似的意思。

……健全的人都有五种自由：

◆ 问其所闻，见其所见，而非问其应闻，见其应见。

◆ 思其所思而非思其应思。

◆ 感其所感而非感其应感。

◆ 求其所求而非求其应求。

◆ 想其所想而非想其应想。

这五种自由不是你自由选择做不做的，而是你有责任让自己做到的!

❓ 停下来，想一想

掌控

下面是几句关于掌控自己的想法、感受、行为和反应的陈述，将它们补充完整。这个练习没有标准的答案，填上你的真实想法就好:

◆ 我有权利想 …… 不论别人说什么。

◆ 我有权利感受 …… 不论别人说什么。

◆ 我有权利做 …… 不论别人说什么。

◆ 我可能没有去控制 …… 但我有权利去控制 ……

◆ 我有能力做出 …… 的选择。

◆ 当我 …… 的时候，我感觉生活正握在我自己手中。

记下自己填空之后的感受。你感觉害怕、放松或者愤怒吗? 在记事本里记下自己的反应。

原谅

在讨论不健全的家庭和消极的童年经历时，不提及"原谅"这个问题几乎是不可能的。具体来说，原谅到底是什么呢？原谅如何能够帮助你呢？如果你已决定，又该如何原谅你的父母呢？

《圣经》里关于宽恕、原谅的段落有很多，心理学书籍和新闻媒体上也常常会有相关的内容出现。也许，首先说明"原谅不是什么"能够更好地帮助我们讨论这个问题。

原谅并不是忘记或否认你的经历。原谅不是要忘却、淡化或否定你所受到的伤害。它代表的是对错误行为的承认，对相关感受的接受以及对他人责任的不予追究。原谅还包括放弃你对事情可能发生变化的期盼与信念。但是，原谅不等于忘记。你只不过是在降低事情对你的伤害。

原谅并不代表免责或既往不咎。原谅某个人，并不是说你认为他的行为可以接受，或认可他的行为。你也许可以对一些不太严重的问题既往不咎。原谅是一个秘密武器，尤其当你被严重伤害时，它可以发挥巨大的作用。这听上去可能有点讽刺，但那些伤害你最深的人，恰恰是被你原谅的最佳候选人。

对于不正常的关系来说，原谅并不是速效药，原谅也不能帮助你避免自己被错误对待时所感受到的痛苦。你可能还记得朋友或亲戚曾说过"我不会责怪别人，我选择原谅"之类的话，尽管他们在说这话的时候很显然仍然胸怀愤怒。原谅并不是万能的咒语，说很多遍后就会自然而然地让人相信。它也不是接受痛苦感受的替代品。事实上，你可以将它看作是事后整理好自己心情的奖励。

原谅并不一定意味着就要告诉别人你原谅了他。你可以告诉他们，这是你的选择，但有时候你想要原谅的人已经去世多年，或者已经不再与你联系。这也没关系。原谅是你为自己做的事，别人不需要知道，你也没有义务告诉他们。

原谅也并不需要被原谅的人表现悔过或者做出忏悔。有些人决定要等到对方表现出悔恨，或者决定悔改时才原谅他们，但原谅与他人的行为和意图没有直接关系，它只与你有关。归根结底，原谅是你自己的决定。

原谅并不意味着你要站得比别人高，成为殉道者，它也不是你的义务。记住，你是为自己做出这一决定的，而不是因为别人觉得你应当原谅。

原谅不是一次性的，也不是非黑即白的。它不是一个简单的动作，而是一个过程。你可原谅某人的某项作为而不原谅其他。你也可以决定在几周、几个月、几年的时间里慢慢原谅。你也可以因为心情的变化或了解到新的信息而改变自己的决定。一切的决定权都在你。

关于原谅的看法

我们对原谅都有自己的看法，我们也大都见识过不少相关的谚语，并从长辈、老师、朋友那里学到过不少东西。但你所知道的东西不一定都是对的，下面这些话你听过吗？

◆ 原谅就要忘却。

◆ 复仇是甜美的。

◆ 算了吧。

◆ 弱者才原谅；我不会缴械投降。

◆ 原谅别人，就等于放人一马。

◆ 原谅他就意味着要与他和好，我可没有准备好这么做。

◆ 现在就是你的机会，你要是不原谅，等你的父亲／母亲死后你就要后悔了。

你还听过其他的说法吗？

停下来，想一想

关于原谅的虚幻与真实

◆ 你对原谅抱有怎样的看法，这些看法是哪来的？

◆ 对那些看起来不太健康的想法，想想看能不能将它们变得更健康一些？

◆ 你如何定义原谅？例如，你可以这样说："原谅就是我……的过程。"

为何原谅？

48 岁的薇拉里决定原谅自己的父亲，因为愤怒使她"深陷流沙之中"。她原谅父亲之后，注意到朋友们都说"我现在看上去棒极了，他们都想知道我是怎么办到的"。

选择原谅可以使你从被否定的痛苦中解放出来。也正因如此，原谅才显得很不容易。你会感觉，在原谅的同时，一部分自己将不再属于自己。从某种角度来说，事实确实如此。但你却会因为丢掉那部分自己而变得更好，因为那部分自己里埋藏着愤恨、愤怒以及其他病态的想法（就好像发炎的阑尾会伤害身体其他部分一样）。确实，这些感情能够使你不受进一步的伤害，但它同时也会使你心理紧张、保持戒备，阻止你与别人交流，使你不再有新的体验。

原谅可以帮助你找回内心的平静。通过原谅，你承认了自己有时候也会犯错误，自己也不完美。原谅使你从自身负面感受的束缚中解放了出来。它帮助你继续你的生活，使你不再需要不断地为应对过去的经历而耗费精力。

准备好原谅了吗？

听起来原谅的好处真是太多了，但你怎么知道自己准备好了呢？薇拉里原以为她还没有准备好原谅父亲，但她碰巧遇到了一位佛教徒，于是开始定期诵经来缓解自己的愤怒。刚开始时是一天两次，每次 15 分钟到 45 分钟不等，她闭上眼睛，想象自己的父亲快乐、健康、精神矍铄。"几乎每次我都会泪流满面。"她说。在一次诵经的过程中，她忽然觉得是时候原谅了，"但我说不出那些话"。又过了几天之后，她终于可以说出那些话了，她还想象自己给父亲送花，"天哪，那一刻我又一次泪流满面。"但同时,这一切所带来的平静感也随着时间的流逝而日渐增加。

你是否已经准备好原谅你的父亲或母亲?假定你已经决定要试一试,想想下面的问题。记住,并没有什么定式可以帮助到你。这些问题的目的只是为了帮助你探明自己的想法。记住,你并不需要一次性地原谅所有的一切 —— 你可以决定原谅某人做过的某件事,而不原谅其余的部分,或者只原谅那些伤害过、背叛过你的人当中的一两个。

◆ 你过去曾经原谅过别人吗?你当时的决定带来了什么正面结果,又带来了什么负面结果?

◆ 你有没有给自己足够的机会来向自己、朋友或治疗师承认并表达你所受的伤害、你的愤怒和痛苦?

◆ 首先,你是否原谅了自己?

◆ 你的父母或你想要原谅的人是否准备承担责任?(在现实中,这可能是你决定是否原谅的前提之一 —— 对方不愿或不能承担责任。)

◆ 原谅能否帮助你?你的感受如何?

◆ 你对原谅有何反应?

◆ 如果你还没有准备好原谅,你是否觉得自己在将来的某个时刻能够准备好?

原谅的方式没有正误之分。祈祷、冥想、具体的行为、单纯的愿望或者书信(以及其他形式的表达)都是不错的开始。

在使用这些方式的时候，你可以先列一张需要原谅的人的名单，并注明原因。名单上也可以包括你自己、一个群体或一个组织（例如，将你和你的兄弟们分配到不同寄养家庭的儿童福利机构，或没有为你的患有边缘型人格障碍的父母提供足够援助的公共医疗机构）。随着准备原谅的心态的建立，想一想你是想要默默地原谅他们，还是需要让别人（包括你要原谅的人）也知道。如果你发现自己难以建立起那种心态，那也没关系。伤害占去了我们的一部分生命，这对你来说也许是很难原谅或不能原谅的。承认自己还没有准备好，或者承认自己永远也不会原谅，比假装可以原谅要好得多。假装只会使你再一次否认自己的感受，相信这是你最不想做的事！

第5章

没有怨恨，不再愤怒

本章将帮助你弄清楚，你是如何用愤怒来保护自己不受父母伤害的（甚至至今仍然如此），并帮你理解处理愤怒的不同方法、愤怒时所付出的代价，以及如何走出你（可能）长久以来一直感受到的那种愤怒。

愤怒。这种强烈的感情通常都具有负面的含义，但愤怒本身并不一定就是一件坏事。不好的是你在愤怒的影响下可能做出的那些冲动行为，以及随之而来的精神痛苦。理解愤怒不是为了不再愤怒。愤怒是一种正常的感受，通常都代表着一种自我保护。我们应当像接受其他感情那样接受它，认识它。

如果父母充满控制欲、无视子女或者不接受自己的子女，成年子女的愤怒感很可能就会持续多年，甚至持续终生。尽管愤怒在短期内有助于自我保护，但对长远的自我形成（不论是生理、心理还是社交）却都没有好处。本章将帮助你弄清楚，你是如何用愤怒来保护自己不受父母伤害的（甚至至今仍然如此）。并帮你理解处理愤怒的不同方法、愤怒时所付出的代价，以及如何走出你（可能）长久以来一直感受到的那种愤怒。

家庭中的愤怒

不管存在与否，愤怒在所有的家庭中都扮演着重要的角色，在有表现出边缘型人格障碍行为的成年人的家庭中更是如此。在《精神疾病诊断与统计手册》里，诊断边缘型人格障碍的标准之一就是看患者是否表现出不恰当的、极端的、本人无法控制的愤怒。但同时，压抑愤怒的表达也是边缘型人格障碍的症状之一。根据玛莎·林汉博士的说法，患有边缘型人格障碍的父母也有可能会过度控制自己的愤怒。"许多父母都害怕，如果他们表现出愤怒，他们就会失去控制或做出暴力行为。他们也害怕，如果自己公然或暗地里表现出敌对行为，他们就会被人抛弃"。鉴于边缘型人格障碍患者所感受到的那种对被抛弃的极端恐惧，你也就可以理解为什么有些患者那么害怕表露自己的愤怒了。

不许愤怒

不论你的父母是过度表现自己的愤怒还是压抑自己的愤怒，他们可能都会难以接受你的愤怒。"回屋去，直到你不再那么生气可以和我说话为止。"或者"你怎么敢生我的气，我是你爸／妈。"说这些话的父母可能很难处理直接针对他们的情绪。你可能也听过这样的话："你怎么了——为什么这么生气？"或者"你一定是经前症候群，要不有什么好生气的。"你的父母不能接受"你的愤怒是可以理解的反应，而他可能就是愤怒的目标"这一事实。

"愤怒在我家是一种不可接受的感情，除非那个因为无关紧要的小事而大叫大嚷乱扔盘子的人是我母亲。"34岁的梅利亚说，"我们从小就被教导'不许'生气。如果我们生气了，我们就会被送回自己的屋，受到处罚，有时候还会被打。因此，我的心里充满了愤怒，但却无从发泄，我曾以为自己有一天会爆炸成碎片。"她还记得每次自己在公共场合想要表达愤怒时都会被母亲羞辱，"过不了几分钟，她就会想到一些让我难堪的话，并把这些话说给她的朋友、邻居或者我的朋友听。就好像是要报复我不和她保持一致一样，她好像是要击垮我，而她差一点就成功了。"

父母的愤怒对孩子来说是一件十分可怕的事。小孩子们需要相信自己的父母会保护自己，他们的父母有能力，并且永远是对的。如果父亲或母亲发怒了，孩子就会以为一定是自己的错，因为其他的可能性都是不可想象的。因此，孩子就会压抑自己的感受，将感受内化而不是表达出来。同样，对于不被容许表达出愤怒的孩子而言，他们的愤怒被父母所扭曲（就像飞去来器一样，愤怒最后又回过头来伤害自己），并导致愧疚、抑郁、长期的愤怒等负面的结果。这些我们随后都会讨论。

愤怒是什么？

尽管你的父母、媒体与社会对愤怒有许多负面的看法，但愤怒其实是一种正常的感受，它可以在你感到害怕或受到伤害时保护你。愤怒可以调动你的身体机能，使你做好迎接打击的准备（想象一下当你发现一头美洲鳄正在追你时那种肾上腺素飙升的感觉），它会提醒你你的底线已被侵犯，它也可以帮助你得到你想要的东西。

愤怒也可以保护你不受精神上的伤害。想象一下和你交往多年的爱人忽然告诉你他想要和你分手。你因为这个消息而悲痛欲绝。但你的悲伤和迷惑很快就变成了愤怒："他怎么能这样对我？我为这段感情投入了这么多，难道他就不能早点说吗？这个混蛋！"

感觉自己的价值没有被承认，自己没有被认可、被欣赏，自己的话没有人听，这些都会带来愤怒。感觉受到他人（意愿、期望、命令、规定或行为）的控制，或感觉到自己的底线被人侵犯，需求没有得到满足，这都会引发愤怒。如果父母不能够很好地调节自己的情绪，只关注自身利益或缺乏安全感，那么对孩子们来说，基于以上的种种原因，愤怒是很正常的。

对许多人来说，感觉愤怒比感受悲伤、嫉妒、羞耻或其他感情更容易，他们也更愿意愤怒。愤怒会强迫你行动，不像其他感情，愤怒中充满着能量。这种能量会使你感觉自信，觉得自己可以改变环境。想象一下你因为某事而伤心时的情景。你能够感受到力量或迫使自己行动的行动力吗？（你所感受到的更有可能是疲惫，只想睡倒在床上或沙发上。）

愤怒的原理

尽管愤怒似乎是一种爆发性的、不可预料的情感，但它的源头却是可以预知的。我们按照《当愤怒伤人时》（*When Anger Hurts*，麦克雷、罗杰斯著）一书的介绍得出了以下公式：

前期压力 ＋ 当前压力 ＋ 间接性刺激 ＋ 触发性想法 ＝ 愤怒

前期压力包括你童年时与父母或其他人交往的、能够影响你对现今事务理解的经历。

当前压力指的是你在现阶段所经历的痛苦的感情、未经满足的需求，以及所受到的威胁。

间接性刺激指的是不与当前压力直接相关的逐渐加重的因素，但这些因素仍然会影响你的反应：如极端的高温或低温、饥饿或低血糖、睡眠不足、荷尔蒙分泌、疼痛、运动缺乏、遇到挫折或过度刺激（选择过多、拥挤的人群等）。

触发性想法是起到了催化剂作用的思维火花，它与先前的种种因素混合之后，就会产生破坏性的作用。最常见的触发性想法包括以下几类：

◆ 我不该受到这种对待。

◆ 这不公平。

◆ 你在故意设局陷害我。

◆ 你知道得更清楚，但你还是这么做了。

◆ 你这个混蛋。

你还能想到其他此类的想法吗？

怎样处理愤怒是你自己的选择。但是，你无法消除预先存在的压力（尽管你可以改变自己解读这些压力的方式），你也无法消除当前压力（尽管你也可以改变自己解读这些压力的方式）。但如何发泄你的愤怒，选择权在你手中。你可以通过照顾好自己的生活来将间接性刺激降低到最低限度——该吃就吃，该睡就睡，锻炼身体，避免过度劳累，并学会应对压力的方法。你还可以改变自己的触发性想法，使这些想法不会随便引燃周围的炸药。

停下来，想一想

重构导火索

本项练习改编自乡杰斯与麦克雷的著作，下面是一些将触发性想法转换为不引发愤怒的想法的例子：

◆ "我不该受到这种对待。"

转换为："我想要得到什么是我的自由，但别人也没有提供给我这些东西的义务，而且我已经是成年人了"。

◆ "这不公平。"

转换为："没有一个人的个人需求比他人的需求更重要。"（是否公平，由客观标准来评断。）

◆ "你在故意设局陷害我。"

转换为："不论看上去有多么明显，但我真的不知道别人的动机，我又不能看透别人的心思"。

◆ "你知道得更清楚，但你还是这么做了。"

转换为："知道得更清楚并不一定意味着能够做得更好，起决定性作用的是当时最强的动机和需求"。

◆ "你这个混蛋。"

转换为："根据一时的行为给人贴上的标签很少能够完整地概括一个人"。

你还有哪些触发性的想法？你有没有想到什么方法，将它转化为不会触发愤怒的想法？

停下来，想一想

虚构与现实

关于愤怒有许多的说法。下面哪些是你也认同的不实之词？哪些又是被社会广泛接受的事实？

◆ 愤怒意味着你对某事反应过度。

事实：愤怒是一种完全正常的反应。

◆ 如果无视自己的愤怒，愤怒就会自行消退。

事实：愤怒与其他感情一样，并不会因为你的无视而消退。你应当承认、接受自己的感受并设法应对，尽管过程可能会不那么令人愉快（可能只是一小会儿）。

◆ 如果我表现出自己的愤怒，那就意味着自己很自我中心，并且难以相处。

事实：也许有人会认为你很自我中心，难以相处。但这并不能改变愤怒的正当性，你不需要按照别人的看法来抑制自己的感情。

◆ 如果家人或朋友惹我生气，我应当忍下来。

事实：在本章的后半部分我们将讨论表达愤怒的不同方式，在这里我们先要说，忍下来对所有人都没有好处。

◆ 复仇是甜美的。

事实：报复只会进一步加深愤恨，并经常会带来愧疚感，尽管这有些出乎大多数人的意料。

◆ 表达愤怒意味着失控。

事实：这完全取决于你选择如何表达你的愤怒。当然，确实有失控的可能。想象一下那些在痛哭流涕前大吼大叫的人，还有那些夺门而出的人，那才是失控。表达愤怒的方式有很多，其中也包括写信和交谈，这两种方式就一点儿也不极端。

◆ 如果错怪我的人看到我的愤怒，他就会意识到他对我的影响并做出改正。

千万不要有这种指望。想要改正，既需要愿望，也需要相应的能力。以为自己有这么大的影响力只会使你再一次失望并受到伤害。

关于愤怒，你还听过哪些不实之词？

在记事本上写下这些不实之词，并将它们更改为更健康的想法。

愤怒的多种形态

提到愤怒，你的眼前可能就会浮现出一个大喊大叫、有些吓人的家伙在与人吵架。但并不是所有人在愤怒时都是这种表现。害羞的人和压抑自己的人在愤怒时可能只会表现冷淡或情绪激动。懒散随便的人在愤怒时可能只是会对你的评论不予回应。

35 岁的贝丝就不喜欢大喊大叫。事实上，她总是能在和患有边缘型人格障碍的父亲争吵时表现镇静，并因此而感到自豪。每当她生父亲的气时，她就会先离开，在心里默想对父亲的批评以及他是如何错怪她的。随后这些想法就会变为对自己短处的思考——因为自己没有有效地与父亲交流，没有很好地理解父亲的疾病和问题并对此报以同情，没有像自己希望的那样直接站出来表达自己的不满。一天，当她的治疗师问她是否感觉到愤怒或憎恨时，她大吃一惊，说："不。我可是最不可能发怒的那种人。"但她的治疗师指出，事实上她是很愤怒的，而且这种愤怒已经积攒多年。从很小的时候起，贝丝就被教导，好孩子是不会大呼小叫或者对父母回嘴的。她从来都不被容许表达自己的愤怒，正如治疗师指出的那样，愤怒伪装成批判性的想法表现了出来。

人们表达愤怒的方式多种多样。下面列出了一些常见的表达愤怒的方式，看看你自己是否也在使用其中的某些方式：

◆ 尖刻。

◆ 把自己和别人比较，觉得他们处理得比你好。

◆ 关于他人或自己的批判性想法。

◆ 在别人不理解你时，内心感觉懊恼或挫败。

◆ 在别人与你说话时总是想要反驳别人的观点，采取守势。

◆ 内疚。

◆ 不耐烦。

◆ 肌肉紧张。

◆ 怀恨在心，不愿放手。

◆ 难以听取、接受他人的观点。

◆ 总是感觉命运不公。

◆ 讽刺挖苦。

◆ 恐惧。

◆ 烦躁。

◆ 因某人而心烦意乱时表现自闭。

◆ 与他人说话时不考虑后果，事后又感觉内疚（也可能
不会）。

◆ 表现出"随便"或者"那又怎么样？我不在乎"的态度。

停下来，想一想

愤怒是什么样子

写下3到5个与你关系密切的人的名字。

回忆一两件你对他们十分生气的事。试着回忆起你
当时所面临的"前期压力""当前压力""间接性刺激"和
"触发性想法"。

你是如何向这些人表达你的愤怒的？是不是用到了前
面列出的某种方式？你的反应有没有什么规律？你对每个
人的表示是否相同？例如，"我的母亲——我最后呵斥了
她，说了'我们就谈到这儿'之类的话，然后挂了电话。
过了一段时间之后，我感觉很内疚，并打电话给她。我最
近才意识到，在整个过程中，我都双拳紧握下颚紧咬，并
觉得胃痛。"

然后回顾一下每个间接性刺激和触发性想法。你会怎
样重构这些因素，以便减缓你的愤怒？

应对方式

尽管表达愤怒的方式多种多样，但它们通常都能够被分为以下 5 类：否认、消极接受、咄咄逼人、被动攻击和坚决果断。

否认。否认自己愤怒的人可能会这么想："我不是真的在生气，我只是有点伤心。但都会过去的。"但是，由于你的愤怒没有被承认并表达出来，愤怒只能内化，带来日渐增长的怨恨，并有可能造成头痛、胃痛和睡眠问题等生理现象。有时候，人们会否认自己的感受并将其投射到他人身上。例如，他们可能会（充满怒气地）说："我没生气，你才在生气呢。"

消极接受。消极接受的人会躲避一切形式的冲突，他们十分害怕自己让别人伤心或者冒犯到了别人。他们很难拒绝别人，因此他们往往不会全心全意帮助别人，但会带着微笑，随后却感觉不到一点喜悦，甚至会在内心感到无助与沮丧。

咄咄逼人。使用侵略性手段应对愤怒的人会想要别人为他们的错误行为（或所谓的错误行为）付出代价。他们需要把责任归咎于人并做出处罚，而且他们也不退缩。相对的另一方会感觉自己受到了威胁，需要做出防卫，不久之后他们就会学会时刻警惕那些用侵略性行为表示愤怒的人。

被动攻击。被动回应愤怒的人会压抑自己愤怒，并因此而感觉挫败。挫败感超过临界值后就会导致爆发，尽管这种爆发很可能不会指明事情真正的源头。举个例子，有人面带微笑地说："不，真的。我没生气。"几天之后，当他的妻子让他修一下衣柜大门时，他说他会的。但两周过去了，他却仍然什么都没做。

坚决果断。明确表示愤怒，这种方式很直接，并且考虑到了相关各方的需要。你需要说明事实，交流自己的感受并提出需要别人改变某些行为的要求。这种方式可以消除偏见、想当然和责难。在第6章中，我们将专门讨论使用这种方式应对患有边缘型人格障碍父母（或其他人）的方法。要想完全克服长期压抑的愤怒，使用这种方式是其中的关键一环。

> 💡 **停下来，想一想**
>
> **你的方式是什么？**
>
> 许多人都有多种表达愤怒的方式，这取决于当时的具体情势、背景、相关的人以及这些人的心理和生理状态。
>
> 想象一下你使用每一种方式表达愤怒的情形。
>
> 然后再回忆一下，哪种方式是你最常用的，哪种是你最不常用，或者完全不用的。哪种方式对你是最有效的？为什么？

没有愤怒，你会怎样？

不论是哪种应对方式（你可能会发现自己并不固定使用一种方式，而是在不同的情况下偏重于不同的方式），让长久以来的愤怒就此消散都是一个让人心生畏惧的想法。"愤怒就像是喷气式推进背包和安全垫一样，一直被我携带在身边。"凯特林说。她的母亲是一位边缘型人格障碍患者，这位母亲经常会暴跳如雷，并威胁自己的女儿，说如果她敢表露自己的愤怒，那么要将她扔到街上。"愤怒推动我前进，并使我感觉安全。我知道，只要装备上它，就没有人敢像我妈妈那样威胁我。"但这么做的坏处是，凯特林不得不时刻警惕着可能的攻击。她会迅速反击，并在朋友刚准备做出温和的批评时就开始自卫。随后她会为误解了朋友的意思而感到懊恼万分——懊恼到羞于再联系对方。她将自己封闭起来，通过忙碌的校园生活来麻痹自己，并因此而感觉越来越孤单。

在治疗师的帮助下，凯特林才意识到，问题的根源就在于她一直装备在身上的愤怒。"但我害怕，一旦我打开背包，将它释放出来，我就再也停不下来了。"

愤怒的你又将如何？

尽管长期的愤怒令人害怕，但将愤怒小心地储藏起来并没有什么好处。想想你要付出的代价：愤怒促使身体释放出荷尔蒙，长此以往会使身体各个部分受到伤害。研究表明：这些荷尔蒙会导致或加剧多种病症，从自身免疫性疾病到心脏病再到高血压都与此有关。

在精神层面上，长期的愤怒会损害你的精神健康，并摧毁你的自尊、破坏你与他人的关系。长期的愤怒会导致冷漠、孤立、孤独和过分敏感、自闭以及多疑（随时准备对任何与过去受到的侵犯稍有类似的行为做出回应）、抑郁、自毁式行为（暴饮暴食、药物滥用、嗜酒、企图自杀等）。

❓ 停下来，想一想

愤怒的后果

长期的愤怒在哪些方面影响了你的生活？本项练习的目的就是帮助你看清愤怒的后果。按照5分制评分。1分表示"很小"，5分表示"非常大"，评判一下愤怒在以下方面对你生活的影响：

◆ 你在工作中与各位领导的关系。

◆ 你与同事的关系。

◆ 你与下属的关系。

◆ 你在初次见面时给人的第一印象。

◆ 你对待子女的方式。

◆ 你与伴侣的关系。

◆ 与旧友及前任的关系。

◆ 与邻居的相处。

◆ 你在自己加入的志愿者组织、兴趣小组、宗教组织中的活动。

◆ 与他人断绝关系，疏远。

◆ 你的身体健康。

◆ 心理健康。

◆ 酗酒或滥用药物。

◆ 不安全性行为。

◆ 创造力。

◆ 你的效率。

◆ 内在驱动力。

◆ 准确性、持久力、记忆力。

所有评分大于等于2的领域都是你需要注意的地方。继续阅读，我们会在下面的内容里介绍如何在短期内将愤怒对你的影响最小化。

密切注意你的愤怒

在你的记事本里划出一个区域，用来在学习本章、复习本书以及随后的过程中追踪你的愤怒。这将很好地帮助你看清，随着时间的流逝，你的愤怒降低到了何种程度，愤怒对你的生活和健康所造成的影响又降低到了何种程度。

至少每天在记事本里记录一次。设定一个做记录的时间，比如每天早上一起床，晚饭后或者睡觉前。在时间的设定上不要与其他日常活动发生冲突。注意记录以下几个方面：

◆ 在过去的一天里你感觉到愤怒的次数以及引发这种感觉的导火索。

◆ 用 10 分制评分给每次愤怒的程度打分，你可以用生理反应的程度作为参考（心率、胸闷、头痛等）；1 分表示程度很低，10 分表示反应强烈。

◆ 每次愤怒的冲动性如何，使用同样的 10 分制标准评判。

◆ 最后，你的反应如何？对侵略性反应（包括行为）评分，同样使用 10 分制：1 分表示几乎不具有侵略性，10 分表示极具侵略性。

下面是一个追踪日记的例子：

11 月 22 日，3 次。

1. 孩子不愿意穿衣服上学，我们最终错过了校车。
强度：7
冲动性：9（我真想把穿着睡衣的女儿一把拽到车站。）
侵略性反应：6（我对她大叫，告诉她有她好瞧的，并且在她上车时没有吻她。）

2. 稍晚些时候我在电话里向母亲诉苦时，她说我的女儿和我一样难相处。

强度：7

冲动性：10（我想对她大叫，"你这个贱人！"）

侵略性反应：2（我说，"妈，外面有人敲门，我得挂了。"然后就挂断了。）

3. 丈夫告诉我，与母亲讨论早上我的女儿做了什么"不太明智"。

强度：5

冲动性：5（我想打他。）

侵略性反应：9（我对他大发雷霆。他怎么敢站在我妈的一边。我大叫、摔门、拿他的工作文件扔他，并在他想要向我解释时把他推到一边。）

随着时间的推移，你将能够慢慢辨认出那些触发愤怒的模式，并逐渐了解自己为什么会对不同的人使用不同的应对方式。在上面这个例子里，这位女士倾向于在自己的需求（送女儿按时上校车）和感受（挫败感）没有被人严肃对待时发怒。同时，她似乎倾向于对女儿和丈夫采取侵略性的回应，但对母亲采取消极的回应。观察自己对愤怒强度的评分也是很有益处的。随着你的努力，你会发现自己的愤怒强度在逐步下降。

你还有一项额外的工作可以做：在注意自己的愤怒的同时，你可以分辨一下导致这种感觉的各种压力和触发性想法，并重构这些想法。例如，你的记录写出来时可能是这个样子：

孩子不愿意穿衣服上学，我们最终错过了校车。

前期压力：我的母亲经常精神抑郁，她很少起床帮我们穿衣做早点。而当她这么做的时候，她总是表现得极不情愿。

当前压力：我们都睡过头了。我女儿醒来时睡在床的另一边，并且极不愿意合作。

间接性刺激：我醒来时感觉头很疼，如果这次她再错过校车，这将意味着我要在两周里第三次上班迟到了。

触发性想法：她知道如果她不马上穿上衣服，我就会迟到了。她很自私。

重构触发性想法：她还只是个孩子。她早上起床向来很慢，而且她还需要一点时间才能意识到她的拖延会影响到我。她不是自私，她只不过是一个在我要去上班时还没有准备好去上学的正常孩子。

全身扫描

在做愤怒记录的头两周，你也应当注意一下你身体的哪一部分感觉到了愤怒。你可以通过全身扫描来达到这一目的，这是一种瑜伽、医疗和生物反馈研究中常用的方法，它可以帮助你定位身体感觉紧张的部位。

在做这项练习之前，请先确保你在接下来的几分钟之内不会被打扰。

1. 用你感到舒适的姿势坐下或躺下。将注意力集中在你的腿和脚上。蠕动脚趾，然后活动双脚并放松。注意你的小腿是否有紧张感。如果有的话，请试着放松。

2. 将注意力集中在下半身上。是否感觉到下背部有些疼痛？放松，深呼吸。注意臀部及髋部是否有紧张感。有意放松这些部位。

3. 将注意力集中在横膈膜和胃上。深呼吸两到三次。放松自己，注意这些部位是否让你感觉紧张。

4. 将注意力集中在肺部和胸腔。这两个部位是否感觉紧张？深呼吸几次，想象你的肺部正在充满新鲜空气。更进一步地放松。

5. 将注意力集中在肩膀、颈部和喉部。吞咽几下，注意喉咙和颈部是否有紧张或疼痛感。顺时针转动活动头部，然后逆时针转动。耸耸肩，注意一下是否有紧张感，放松。

6. 将注意力集中在头顶。然后注意力逐渐下移至前额并放松。注意眼后、耳朵、脸颊、下巴是否有紧张感。放松嘴部、双唇、舌头和下巴。

7. 再次扫描一遍全身，看看还有哪些部位感觉紧张。深呼吸，放松。

8. 在记事本里记下感觉紧张的部位。

找到源头

与其他感情一样，为了减少负面的影响，你首先应当理解这种感受的源头在哪里。正如前文所述的那样，父母患有边缘型人格障碍的成年子女可能会因为各种各样的原因而忍受着长期的愤怒。这些原因可能包括一再地被无视、身体侵犯、与家长的争论，以及身边的敌意、否认或投射等。

？停下来，想一想

源头

使你感觉愤怒的到底是什么？在记事本里将想到的列出来。详略程度由你来掌握。不要有什么先入为主的看法；没有什么标准能规定某些事由只能引起某种反应。下面是几个例子："我尽一切努力想要做到最好，但我的父母总有些错要挑"，"我很愤怒，因为我在成长的过程中不被容许表达自己的感情；我感觉备受压抑"，或者"你没有按照我需要的那样照顾好我。你使我不得不承担起成年人的责任，你将我放在危险的境地，比如你要和男朋友去约会，就把我放在马丁叔叔家，但那个家伙性虐待我。"

对记录下的每一个事项，你是如何表达愤怒的（回忆一下你的应对方式、愤怒强度和侵略性）？你有没有记录下自己的感受，向相关的人表露过你的想法，或者对此做出过什么事后后悔的行为？你的行为带来了怎样的结果？

> 为了摆脱这些感觉，将其对你的影响最小化，你能采取怎样的行动？你又愿意采取怎样的行动？

减缓愤怒的策略

在记事本上记录下你的愤怒，注意其中是否有什么规律，本章介绍的各项练习将帮助你有效地缓解愤怒。在日常生活中，你也可以采取多种措施来缓解长期的愤怒。下面就是一些例子，你也可以在后面加上你自己的不同方法。

◆ 深呼吸（缓慢、节奏均匀的深呼吸，每次呼吸间稍有间隔）。

◆ 想象（会使你感到镇静的地方、你喜欢与之交往的人——不要重复不愉快或愤怒的画面）。

◆ 祈祷或冥想。

◆ 瑜伽、太极、普拉提。

◆ 从事志愿服务工作，或时不时地帮朋友做些小事。

◆ 在记事本上记下你的感受，以及你所希望的感受。

◆ 从事创意活动。

◆ 有氧运动（散步、跑步、游泳、自行车、滑雪、滑冰、拳击）。

◆ 在车里或对着枕头大叫。

◆ 击打枕头或拳击袋。

◆ 撕报纸。

◆ ……

你可能会发现，其中一些方法通过发泄怒气来缓解愤怒，另一些方法则通过转移注意力来达到同样的效果 —— 有些方法使你更加关注自己的感受，另一些则帮助你与自己的感受拉开距离。重要的是，要在这两者之间找到一个平衡点。总是转移自己的注意力将会使愤怒在不合适的时间以不合适的方式发泄在不相关的人身上。同样地，总是发泄愤怒意味着你在一遍又一遍地重复自己当时的感受，使自己的心灵得不到休息。你可以通过在心中默想一幅图画（节拍器、时钟、跷跷板或天平）来帮助自己找到平衡。

第6章

用交流重塑关系

有时候，挫败、被困、无望的感觉会让人觉得难以承受。但你可以设置自己的底线，告诉你的父母，并用更直接、更有效的方式向父母表达你的感受，以便改变你们之间的互动。结果呢？你对环境的控制感会增强。你会在尊重自己和自己所持的理想，并尊重你的父母的前提下维护自己。

　　时至今日，你可能仍然会怨恨自己过去的遭遇，在与父母交流的时候，过去的感受也很容易被唤醒并放大。本章为你提供一些观点和交流方式，好帮助你降低与父母交流时所感受到的压力。

　　有时候，挫败、被困、无望的感觉会让人觉得难以承受。但你可以设置自己的底线，告诉你的父母，并用更直接、更有效的方式向父母表达你的感受，以便改变你们之间的互动。结果吗？你对环境的控制感会增强。你会在尊重自己和自己所持的理想，并尊重你的父母的前提下维护自己。你将不再像儿时（或许成年后仍然表现的）那样只能扮演指定的角色。过去的那些不健康的情况都将发生改变。

找到合适的平衡点

　　对一些成年子女而言，最简单的应对方式就是不再与父亲或母亲发生任何联系。他们可能并不确切知道如何与父母设定底线，或者他们的底线总是不断地受到侵犯。这是他们觉得，完全断绝关系反而更容易一些。

　　另一些人，不论过去经历了什么痛苦或屈辱，仍然探索出一条与父母交往的道路，来满足他们（及其父母）最低限度的需求。有些人只与父母保持着表面上的联系。"我和我父亲的关系就像新闻联播的两位主持人一样。"22岁的塔利亚说,"我们只谈论无意义的事情,比如新闻、天气、体育运动等。超出这一范围的谈话通常都会以争吵结局。"有些人则出于内疚、责任、恐惧或由于他人的要求,而继续着过去的那种不正常的关系。

作为成年人,如何处理与父母的关系并没有一个定式。关键点就在于,你自己应当深思熟虑,做出能够保护、尊重自我的选择。如果你已经为人父母,那么你也需要考虑好你的决定对子女的影响。

你与父母关系的亲密程度并不是一成不变的,这种关系可以随着环境变化、你的需求以及你父母对自己感情和行为控制力的变化而变化。例如,你可能会决定疏远他们几个月,只回复一般性的邮件但不通电话或当面与他们交流,并在这段时间里整理自己的思路,理清自己的感受。也有可能,你因为搬到了父母住所的附近而发现自己与他们的交往比以前大大增加。你可能会决定练习一下本章介绍的各种方法,改善与父母的关系并减缓自己受到的压力。你也可能会发觉增加的交往带来的压力过大,因此尽管你们住得更近了,但你仍然决定只通过电话与他们交谈,并一年只见一次面。当然,这都是你自己的选择。

停下来，想一想

交往需求

为了帮助你认清让自己感到舒适的交流底线，认清自己对交往的需求，我们先看几个例子：

◆ 她是我妈妈，我不敢想象一下子放弃这种关系会是什么样子。

◆ 让我那控制欲极强的母亲替我做决定比自己做决定要容易得多。

◆ 我得承认，每次我们吵架之后，我都会感觉好像虚脱了一样。

◆ 在他表现正常的时候，他真是一个很好交往的人，有趣、做事专注，我的孩子们都很喜欢听他讲过去的故事。

恐惧会使你不敢脱离这种关系，也不敢向另一个人指出问题到底出在哪里。当你想要向父母当面指出困扰你的那些亲子关系中的问题时，你害怕吗？如果害怕，请仔细分辨你的情绪。下面是几个例子：

◆ 我害怕他不再称赞我。只有和他在一起，我才能感觉到自己有人爱，有人赞赏。我知道这是事实。

◆ 如果与她当面对质，她很可能就会威胁要做什么事情。谁知道最后事情会变成什么样？

◆ 我可受不了别人也这么大脾气，我只有闭上嘴，随他去。

◆ 让她伤心会使我觉得很内疚。她的生活已经够不顺的了，我怎能再故意增加她的负担？

◆ 他可能又会开始酗酒，那时候我又会怎么想？

控制交流

在阅读本章的过程中，记住你可以通过很多方法来控制你们之间的交流。记住，你有权这么做。下面是几点建议，你可以花点时间想象其他更适合你、对你有效的方法。

◆ 使用电话答录机、语音信箱、来电显示来过滤来电，只接自己想接的电话。

◆ 将邮箱地址加入黑名单、过滤或删除电子邮件。

◆ 让你的伴侣告诉对方你现在不在，你会在合适的时候给他们回电话。

◆ 如果与父母处在同一个空间内，你可以离开那间屋子或到室外去，戴上耳机，打开电视，织毛衣或者去外面整理花园。

◆ 你可以说自己并没有准备好谈论某件事，等到合适的时候再说。

◆ 拒绝包裹，不拆封信件，将信件退回给发信人。

◆ 更换电话号码，申请不被号码簿收录的号码。

◆ 除了家人外，不让其他人随便进入你家（钥匙、组合锁、车库门、警报密码等）。

◆ 拜访父母期间居住在旅馆或朋友家，父母来访时要求他们采取同样的方式。

注意代价

维持一段关系，不论你选择将这种关系维持在哪一种程度上，都不意味着你要否认自己曾经的怨恨，否认自己为摆脱怨恨所做的努力，否认你至今仍然会对父母所说的某些话或所做的某些事感到沮丧。试着仔细思考一下，而不是仅仅在回忆令人厌恶的场景时一掠而过。记住，你不应当期盼父母做出改变，但你可以改变自己的态度、观点、反应，并因此改变你与他们的互动。

想象一下，你正在与父亲或母亲跳华尔兹，并由他们领舞。你总是跟随着他们的步伐。仔细想一想，你从来都不喜欢华尔兹。因此你开始自己和着管弦乐队的音乐跳探戈，并开始自己领舞。在你跳探戈的同时，你的父母几乎没有办法再继续跳华尔兹了。他可能不喜欢探戈，他可能会转身离开舞池，他可能会大喊大叫，说你很自私，甘愿采取任何下流手段来和乐师合谋毁掉他的快乐。不过，他也可能会在某种程度上意识到，如果还想和你跳舞，他就必须改变舞步。

你可能会注意到，一开始时，设立底线，与父母进行更直接的交流会使双方间的关系变得更加紧张。将注意力集中在你的目标上，记住，如果因为害怕他们剧烈的反应而故意压抑自己不去讨论那些困难的话题，你的愤怒只会进一步加深，并使你在与他人交流时面对更大的困难。这对双方而言都不是一件好事。

？停下来，想一想

现在还是过段时间

为了衡量一下与父母设定底线的短期和长期影响，你可以想一件在过去曾经引起争论的事，并将其记录在记事本上。

下面举一个例子：贝瑟妮今年不想与母亲和继父一起共度感恩节。她表示，继父的夸夸其谈与母亲的殉道者姿态已经毁掉太多次节日庆典了。她无法忍受再听他们详尽叙述一次为了准备所有这些奢华饰品，他们投入了多少精力。但她知道，跟母亲提起这个话题将会使母亲大发雷霆，引发一场关于她自己多么自私的长篇大论，并使她们之间的关系在接下来的几周里紧张万分。当然，她的妹妹也会打电话过来指责她又伤害了母亲。贝瑟妮想，也许今年还是先去吧，明年再改变。而过去3年里她都是这么想的。

你是不是也像贝瑟妮一样，因为害怕结果而一再推迟说明你对某些事的看法呢？画一张表格，在表格的第一列抬头标上"现在"，第二列标上"过段时间"。表格分为两行，一行标上"积极"，另一行标上"消极"。现在，想想你自己所面临的问题，如果你现在就和父母摊牌，你认为你会得到哪些好处？如果一直等下去，又会有怎样的好处？分别在"积极""现在""过段时间"上写出你的结果。

现在想想消极的方面。如果现在与父母摊牌，会有什么不好的结果？一直等待又有什么坏处？

对贝瑟妮来说，如果现在就和母亲摊牌，她很可能会感到如释重负，并与丈夫、孩子和朋友过一个愉快的假日。她将打破现存的惯例，并能够在以后的多年里更容易地表达自己的意愿。如果一直等待，她很可能会暂时感觉轻松一些——直到下一个节日的到来。她也可以找一些中间选项，比如只在父母那里待一晚，而不是整个假期都待在那里。

现在考虑一下贝瑟妮将要面对的消极结果。如果现在就和母亲说明，贝瑟妮就得想办法应对母亲的愤怒和随后的冷漠。如果要等到以后，她将不得不再忍受一次节日晚宴，并且在来年感恩节将近的时候，她又会不得不把整个过程再经历一遍。并且她还会觉得自己是个懦夫，因为她不敢说出事实。

那么，你自己所面临的问题又将如何呢？这张表格可能并不能够给你一个直截了当的解决办法，它也无法减轻你在想要和父母摊牌前胃里翻滚的感觉。但这张表格能够帮助你理清自己的感受、需求和自己需要优先考虑的事项。

记住，你正在探索人际关系的新领域，前方的道路也许并不平坦。你可以把你正在做的事想象成用一把开山刀在丛林里砍出一条路。

随着时间的推移，你总会做到，尽管沿途要忍受蚊虫叮咬、双手会长出老茧，身体会被划伤，尽管在过程中需要忍受挫败，并发现你所清出的道路不久之后又会被杂草覆盖，需要再次清理。（不过再次清理时会容易一些，因为新长出的杂草时间还不长，根基没有那么深。）

试着说明你同父母的关系将走向何方。你对你们的关系有什么目标？既然不能期盼他们做出改变，那么现实又会怎样？下面是几个关于未来目标的例子：

◆ 我想改变与母亲的关系，以便在她每次面对危机时，不需要我再放下手头的事冲过来帮助她。

◆ 我真希望她再对我发火时，我不会再觉得自己是一个受到惊吓的小女孩。

◆ 我的目标就是维持与父亲的关系，但不让他干涉我的婚姻生活。

◆ 对我来说，让我的孩子们了解他们的祖母是很重要的，但在这个过程中，我需要在保护他们、监督他们的同时，站在尽可能远的地方。

◆ 目前，我想不出我与父母还能维持什么样的关系。

了解你的权利

在任何一段人际关系中，你都有自己的权利。某人是你的父母，或者某人存在心理问题并不能改变你拥有权利的事实！在你进一步阅读本书，寻求与父母关系的平衡点的过程中，请记住以下几点，你有权：

◆ 在与人交往时感觉安全。

◆ 受到尊重。

◆ 不受言辞、精神和身体上的攻击。

◆ 表达自己的观点。

◆ 被欣赏、被认可。

◆ 使你的隐私和底线受到尊重。

◆ 满足自己的需求。

◆ 在与人交往的过程中感觉舒适。

停下来，想一想

人际关系中的权利

上面所列的权利并不全面。你还能想到其他权利吗？每项权利对你有什么意义？例如，"在与人交往时感觉安全"对你而言也许就意味着不用时刻担心父母会忽然严厉批评你。

获得控制权的方法和技巧

本章剩余的部分包括了一系列的练习、提问和工具。这些内容将帮助你将父母言行所引发的愤怒降低到最低程度，帮助你去面对不同的困境，并帮助你更直接地表达自己的感受。你可以使用这些方针来应对各种问题，例如处理诸如生日、节假日、葬礼、婚礼（在这些场合中具有边缘型人格障碍症状的人通常会表现出各种强烈的情绪）等具有挑战性的家庭事务，或者向父亲或母亲解释你将不能再像以前那样在经济上支持他们。你也可能将这些技巧应用在日常生活的其他方面、与其他人打交道的过程中。

注意自己的感受

还记得小时候学到的过街时的注意事项吗？停、看、听。这一原则也适用于其他场合。在与父母（或其他难以打交道的人）交往的过程中，你应当时刻注意自己的感受。通常，尤其是在面对压力的时候，人们总是难以认识到自己的真实感觉。更常发生的情况是，你完全忘记了要停下来，想一想自己的感受。

注意自己的感受，不要加以忽略。你的身体有什么感觉？对愤怒的生理反应通常包括太阳穴跳动，眼前有白光，感觉头部发颤，耳鸣，脸红，牙关紧咬，双拳紧握，手臂、腿部、颈部、肩膀肌肉紧绷，呼吸急促，浑身发热，胃部不适，恶心等。

注意你的姿势是否发生改变。你是否忽然想要将两臂交叠在胸前，采取防守性的姿势？你是否弯腰弓背，潜意识地要保护胸部？你是否会觉得全身僵硬，忽然想要摆出逃离现场的姿态？例如，坐在那儿时，你是否会在感觉受到威胁后忽然想要

站起来，面向出口？使用第 5 章所介绍的全身扫描法将帮助你
更好地确定身体的哪一部分在对刺激做出反应。

你还有什么其他的感受吗？害怕？伤心？很受伤？你预料
在此之后自己会有怎样的感受？例如，在你与父母愤怒地争吵
之后，你是否会感到内疚呢？

你会怎么想？在你的脑海里反复出现的又是怎样的信息？

注意一下你对交流有怎样的期望。你是否会觉得自己像被
抽干了，第二天早上根本没有办法起床上班，或者没有精力在
傍晚给你的孩子洗澡？

不要主观评判自己

要想摆脱这种种感受，第一步就是要将这些分辩清楚，并
加以接受。你不能改变你不认识的东西。你对父母或你们的关
系有一些看法，你可能并不喜欢这些看法。你在去看望父亲之
前总是会焦虑得浑身发抖，你可能也不喜欢这样。但显而易见
的事实就是，现在你确实处在这样的状态之中。因此，请不要
过于介意你对自己的感受的看法，不要评判自己。

停下来，想一想

你有多爱评判自己？

使用 5 分制评分，1 分表示完全不同意，5 分表示完全
同意，标出你对下列陈述的看法：

1. 我希望自己不用每次一想到要和母亲交谈就这么激动。

2. 我真不应该感觉这么内疚。

3. 我在准备去父母家的时候应该更镇静一些，不要那么害怕。

4. 我真恨自己，干吗要对他那么愤怒。

5. 这么想自己的母亲，我真是个坏儿子。

把你的评分加起来。分数越高，就表示你对自己的看法越有可能阻碍你的改变，学会客观对待自己的感受应当成为你学习本章的一个重点。

把以上陈述中那些你给出 3 分以上的选项改成不那么具有批判性的陈述。例如，"我真不应该感觉这么内疚"可以改为"我意识到了自己有多内疚，我可以找出内疚的原因并设法减缓这种感觉，使之变得可以忍受"或者"无论如何，现在我的感觉就是这样"。

找出导火索

正如我们在前面讨论过的，触发性想法就是那些直接点燃愤怒和其他感情的情绪火花。你应当分辨清楚自己的触发性想法有哪些。在与父母交往的过程中，使你发怒的很可能是某些特定的行为或言辞，倒不是因为这些行为本身有多不堪，引起愤怒的通常都是这些行为发生时的情景 —— 也就是说，这些行为触发了你对过去经历或近期感受的记忆。意识到触发愤怒的导火索是什么之后，你就可以对其采取相应的措施了。

行为引发愤怒

导致愤怒的原因有很多，但仔细想想的话，这些原因通常都可以分为以下几类，也就是说，尽管每次的情景有所不同，但触发愤怒的核心问题却是相同的。下面是几个例子：

越界。米歇尔的妈妈总是不打电话问问时机是否合适就直接登门拜访。有时候，她会给米歇尔的孩子们带去糖果，尽管米歇尔不断地告诉她不要这么做。有时候她来时米歇尔不在家，她就会把米歇尔家的厨房打扫干净，并留张字条说明之前的厨房有多脏。

不尊重隐私。米歇尔还发现，有好几次她的母亲都在米歇尔家翻箱倒柜寻找所谓的米歇尔的丈夫的私房钱。

💡 **停下来，想一想**

找出触发愤怒的行为

你的触发点是什么？除了触发愤怒的行为之外，也描述一下你生气有什么表现，并说明当时的情景。

你从此类事件中学到了什么？想象一下，你以前从来没有见过你的父亲或母亲，你们是完全的陌生人——然后他做了那件引起你愤怒的事。这时候你会有怎样的感受？你还会发怒吗？你会如何反应？

言辞也会引发愤怒

言辞也会成为导火索。每当你听到"总是"这个词从父亲的口中说出时，你是否都会深吸一口气，感觉胸中的怒火在升腾呢？"如果你当初……"这句话是否会使你头痛？触发愤怒的言辞通常包括：

◆ 你总是……
◆ 你从来都没有……
◆ 你真是太……
◆ 你不……
◆ 你应该……
◆ 总有一天你会明白……

其他一些容易引起愤怒的言辞还包括：

指责、批评或者人身攻击。唐的母亲每次都会在家庭聚会上嘲笑唐的妻子的育儿技巧。她也会反复唠叨唐的体重问题。

转移责任。每次米歇尔想要告诉母亲她花钱太没有节制时，母亲都会说这是因为父亲去世时留下的钱太少了。

投射。米歇尔的母亲总是告诉米歇尔（除了当一个家庭主妇和母亲之外），她应该学学如何理财。但事实上，真正需要理财教育的是米歇尔的母亲。

其他引发愤怒的导火索可能还包括父母向你寻求帮助（或者他们寻求帮助的方式），无视你的观点、感受、愿望，非黑即白的思维模式，取笑，老调重弹，以及自怨自艾。

停下来，想一想

找出触发愤怒的言辞

哪些言辞能够触发你的愤怒？还有其他我们没有列出的言辞吗？

你是如何理解那些言辞刺激的？例如，"如果你再像你姐姐一点的话"在你看来可能就意味着"我没有她那么爱你。我不那么看重你"。

想象一下，你以前从来没有见过你的父亲或母亲，你们是完全的陌生人——然后他说了引起你愤怒的那句话。这时候你会有怎样的感受？你还会发怒吗？你会如何反应？

语境是关键

在日常生活当中，语境就是一切。如果你的家里一尘不染，而你的母亲指责你持家无方，那么，你就可以很自信地告诉她她错了。你很有可能会把这句评论直接当作是她的又一次投射。但如果你的房子很乱，而她说了同样的话，那么你就很有可能会被她的评论搅得心烦意乱。

　　同样，你可能会注意到，自己在某些情况下比另一些情况下更容易发怒。比如当你的父母在你家时，你会更倾向于对他们的指责置之不理，但如果是你在他们家，你就会感觉自己失去了控制力，容易被他们的指责所压倒。再或者你可以在电话里和他们正常地交谈，但阅读母亲那又臭又长的电子邮件却会使你咬牙切齿。可能当周围有其他人存在时，你的父母并不会指责你，而是强调他们对你的宠爱和尊重；一旦你们独处一室，各种指责就会接踵而至。反之亦然：与他人竞争你的注意力和时间可能是触发边缘型行为的原因之一，在这种情形下，你可能会更倾向于与他们独处。

停下来，想一想
找出触发愤怒的环境因素

　　哪些环境因素能够触发你的愤怒？你有没有注意到自己在什么时候、什么地点最容易发怒，这其中有没有什么规律？这种事是不是在某些节日里总会发生？某个亲戚在场时？在某个地点或某个场合时？在记事本里记下引发愤怒的环境因素。

　　针对每种环境因素，思考减缓或消除愤怒的方法。例如，如果你因为和父母独处时父母互相戏弄的方式和他们对付你的方式而愤怒，那么你可以选择与他们分别见面。例如在早餐时看望母亲，而邀请父亲共进晚餐。

人非钢铁

人人都有脆弱的时候，可能是几分钟，也可能是几天或者几周。睡眠不足、生病、慢性疼痛、财务紧张、家庭因素、工作压力、对特定情况的担忧、烟酒、药物副作用、缺乏运动等因素都会影响你对触发性想法的反应。

既然无法控制可能增加负面情绪的各种因素，那么了解这些因素就是帮助自己应对而不被控制的最好方法。因为周五的截止日期，每个周四你都会紧张万分，意识到这一点之后，你就会明白把和父亲共进晚餐安排在周四晚上有多么不明智了。同样，如果你刚刚完成了一个放疗疗程，那么很可能你也会想要先休息几周再去见你的母亲。知道自己的弱点在哪里将帮助你将这些弱点的影响减到最低，这也会使你在感觉将要失控时能够更好地调整自己。

承认自己只是个普通人并不容易。承认自己在有些时候更加脆弱吧。不要勉强自己。

停下来，想一想
是什么让你做出了这种反应

什么因素使你在面对导火索时变得更加脆弱？在记事本上尽量客观、不带批判性地记录下这些因素。只记录客观事实。例如，"如果我睡不够9小时，我就会在第二天变得烦躁易怒"或者"每次关节炎发作的时候，我都很难在母亲的唠叨声中保持冷静"。

> 针对每一条因素，思考一下如何将它们对你与父母相处的影响降到最低："每次去拜访父亲之前，我都要多睡几个小时。如果做不到这一点，我就会在第二天早上打电话给他重新安排时间，或者在离家前先做1小时瑜伽。这样有助于减轻我的烦躁和焦虑。"

难以相处的父母也是普通人

和你一样，你的父母也有自己的导火索。事实上，对那些无法处理自己的感受、对情绪刺激十分敏感的人来说，几乎日常生活中的每一件事都会成为导火索。

在关注自身福祉的同时，注意触发父母情绪的导火索和他们的弱点对你也会有很大的帮助。是的，你不想把全部的时间和精力都花费在关注父母和他们的需求上（你可能觉得自己已经这么做的够久了），但是，理解究竟是什么引发了父母的行为，并学会预测父母情绪的这种变化，最终将会使你受益匪浅。

对于边缘型人格障碍患者或表现出边缘型人格障碍行为的人来说，常见的导火索有以下这些：

◆ 害怕被抛弃（你在电话里说要暂时离开几分钟才能继续通话这样的小事，或者你因为买了话剧演出的门票而不能在明天去他家，都属于此类）。

◆ 不能忍受精神或肉体上的孤独。

◆ 感觉被误解。

◆ 要求被拒绝。

◆ 受到压力。

◆ 面对变化或不确定的情况。

◆ 遭受（地位、金钱、人际关系等方面的）损失。

◆ 药物及其他环境刺激。

停下来，想一想

了解父母的导火索

◆ 你的父亲或母亲有什么行为、言辞或环境因素上的导火索吗？

◆ 他的弱点是什么？

◆ 你有没有什么应对这些问题的方法？如果有，你在与他们交流时会如何修正自己的行为？

需要优先处理的事项

你可能没有意识到，但事实上，你在与（任何）人交往时都有需要优先处理的事项。尽管这话听起来有些奇怪，但事实上你在与人交流时确实有需要达成的各种目标。例如，你可能正在专注于表达自己的观点、拒绝别人的要求、请求或提供帮助，或者维护你与别人的关系。你所持有的目标决定了你的用词、语调以及你的肢体语言。

在不同的情况下，你的目标也会有所不同。例如，前一场讨论中，你的主要目标还是发泄你对父亲或母亲不承认自己酗酒的不满。下一场讨论中，你可能就会决定，不取得一个圆满的结果誓不罢休。

❓ 停下来，想一想

了解自己的目标

回忆一下你最近一次与父母的互动，或者想象一下即将到来的一次互动。尽可能完整地描述一下当时的情景。在这次互动中，造成困扰的事情是什么？

然后，想象一下你想要达到的结果。你在事后会怎样评价自己，评价你与父母的关系？你希望自己的父母有何感受？

在这次互动中，你最想要达到的目的是什么？

注意：想要将各种需求按一定规则排序可能会很困难。这项练习的目的不是要给你一个最终的答案，而是要让你在思考的过程中更好地理解自己的需求，并通过选择交流的方式（时间、地点、方式）来将其更好地表达出来。

明白无误的沟通

下面的这些建议可以被应用到从日常生活到正式场合的各

种对话中。它们会帮助你在对父母（或其他人）表现出一定尊重的同时，更好地表达自己的意愿。你可以将它们转换成你自己的风格，以便表现得更自然一些。你也可先练习练习，在电话推销员、商店店员或客服代表那里试验。准备好以后，你在与父母交流时可以先在一些小问题上试验。

你也可以把它们做成备忘卡装在口袋里、放在汽车置物箱里、电话旁或者电脑旁。

记住，在交流过程中，一定要时刻牢记自己想要达到的目的，并坚定、自信地在自己有权要求的范围内达到这一目的。也就是说，要注意自己的眼神、体态、语调、语气和音量。

下面就是我们的建议：

◆ 直截了当地说明你对情况的看法，只说事实。"妈，我注意到上几次我们见面时，你对我的体重发表了很多不负责任的言论——不是说我太瘦就是说我看上去'肉'。"

◆ 从表述自己的感受、观点或想法开始。"我的体重是我自己的事，而且我也不想与你讨论这个问题。"

◆ 实事求是地提出你的要求。你的要求应当是切实可行的（如果你想要让这些要求得以实现的话）。"所以下次见面时，关于体重和节食的话题就不要再说了。"

如果可能的话，再提供一条你可以接受的选择。"下次见面的时候，如果你非要就我的外形说点什么的话，我希望你说积极的话，比如你有多喜欢我的外套。"或者"妈，如果你怕下次你一不小心又会说出什么关于我的体重的话，那么我们就进行一些和食物无关的活动。我们可以去看看电影。你喜欢电影，自从有孩子之后我也好久都没去过电影院了。"（在提供了其他选项的前提下，大多数人的表现都会比仅仅面对要求时要好得多。）有些时候，如果你对解决问题的方式持中庸性态度，你也可以征求别人对此的意见。让对方参与到决策的过程中会使对方更容易达到你的要求，并且也使你不用感觉糟糕或者觉得自己驱使别人做了什么事。

◆ 实事求是地给出奖励。"如果下次见面时我们能够一直避免这个话题，对我们俩来说这段时光也会显得更加有趣。"

最后再说一句"谢谢"或者"很高兴你听我说了这么多（和我一起干了这么久、听取了我的意见）"对双方都不会有坏处。

应对抵抗与怒火

由于对方会做出抵抗，你也许需要不断地重复上面提到的步骤（或其中的一部分）。抵抗通常都会由一个"但是……"（"但是宝贝，你知道我也是为了你好 —— 你并不幸福，鲍比也觉得你胖起来之后不够有吸引力"或"你这么说不公平"）起头。对方也有可能直接攻击、说些难听的话或者试图改变话题。不要忘记你为这场对话设定的目标。你可以在承认他的感受的前提下继续重申你之前说过的话。例如，"妈，我可能不是那么理解你的意思，而我还是希望你能够同意以后不要再讨论我的体重问题了。"注意使用"而"而不是"但"，"但"会将你的前半句话都否定掉。或者，"我知道这么说对你有些不公平。为了我们俩能够共同度过一段愉快的时光，我们还是不要讨论这些话题的好。"

承认父母的感受并不意味着你要做出让步 —— 你只不过是在告诉他们你在某种程度上理解他们的感受。尽管你可能不认同他们的反应（或反应程度），但如果你试着从他们的角度来看待问题，你就会发现，他们的言辞和行为并不是毫无来由的。承认父母的感受也会使你更加镇静。虽然这不可能解决全部问题，但至少会阻止问题进一步恶化。

你可以将下面这些表示对父母感受承认的句子改换成自己的语言：

◆ 忍受／听到／看到这些一定让你很不好受。
◆ 我看得出这对你是一大挑战。
◆ 我看得出你一定很伤心。
◆ 换我也会觉得这事儿太糟了。
◆ 如果别人对我这么说／做，我也会感觉……的。
◆ 这真是太糟／难／可怕了 —— 很抱歉你需要应对这样的问题。

在谈话的过程中，如果你的父母发怒或者表现出发怒的迹象，你也可以使用上面的这些话来平复他们的情绪。例如，"我很希望我们能够交谈下去，但如果你一直大叫我们就没法谈了。"如果他们的反应太过激烈，使得交流无法继续，你可以直接向他们说明你希望结束谈话，并等到他冷静下来之后再继续。接着你最好离开现场，以避免可能的骚扰或暴力威胁。

在面对大量的指责和攻击时，你可能会很容易变得不冷静。在心里默念这些话可以帮助你重新冷静下来。

◆ 生气并不能使情况得到改善。
◆ 我不需要证明自己。
◆ 我不会就这么中招的。
◆ 能做出这种举动，说明她真的很不开心。
◆ 不需要怀疑自己。我知道什么对自己最有利。
◆ 我不喜欢他的表现，这么做也没什么用，但这是他知道的唯一一种反应方式。
◆ 我不需要忍受这些。我可以随时结束这场对话。

你才是主角

你的陈述应当主要针对你的需求、想法和感受，不要有意无意地指责别人。使用"我"来使陈述变得更直接，同时，让别人知道你的立场。"我"会帮助你更好地关注自己的需求，并使别人不那么容易反驳你（不那么容易，但不是完全不可能）。

　　下次你的父母再质疑或无视你的感受时，试着在表述时首先承认他所处的立场，然后直接而强有力地说出以"我"开头的主张。下面就是一些例子：

◆ 你可能会觉得……很正常，但我不觉得。我认为……

◆ 你可能会在……发生时感觉……，而我觉得……

◆ 你可能会觉得……很好笑，但我认为……

◆ 听起来你似乎觉得……不是件大事，我不同意，对我来说……

◆ 你好像喜欢这么做。但这种方式并不适合我。我……

◆ 似乎你觉得我的意思是……，但我认为你误解了我的意思。我真正想说的是……

◆ 是的，我确实有不同的看法，而且我们也不需要保持意见一致。

◆ 你可能觉得事情不是那个样子，但这并不意味着事情就没有发生，而且我觉得……

停下来，想一想

即时回放

　　回忆一下你近期与父母的一段不愉快经历。尽量回忆起所有对话的细节。你们俩都说了些什么，怎么说的？

　　然后回顾一遍你所说的话，看看有没有可能在其中应用上前面提到的各种技巧。假设不久的将来你们还会进行相似的对话。到时候你会改变自己的表达方式或者使用不同的说法吗？如果是，将你要说的话写下来。

补充几点

在与父母交流并设置底线的过程中，下面几个技巧可能也会对你有所帮助：

了解自己的极限

如果不知道自己想要表达什么，你就很难自信地在别人面前发表声明。在提出要求之前，请先认清自己。你需要什么？你愿意为此付出多少？你愿意放弃什么？有没有什么可以接受的替代方案，如果有，这些方案又是怎样的？了解这些将帮助你更好地表达自己，同时这也会帮助你在激烈的交流中把握住谈话的方向。

不要期望鲜花

在设定底线，进行更直接交流的过程中，不要期望你的父母会对此欢呼雀跃。还使用之前的类比，当你不再跳华尔兹并开始跳探戈之后，你的父母可能会觉得他们受到了威胁（或遭到了拒绝），因为你的行为使他们脱离了自己的舒适圈。他们可能会质疑你的爱、忠诚或理智。因此，你应当做好准备应对这些潜在的反抗，掌控好自己情绪。第3章、第4章里关于如何哀伤、宽恕，如何摆脱内疚的内容同样也适用于此。

准备拉开距离

尽管你和父母存在交流障碍，但你们的关系可能仍然很亲密。你们可能会经常见面或者交谈，每当有什么好消息或坏消息要分享时，你第一个想到的就是自己的父母。但你可能会发现，你需要稍微疏远他们一些。也就是说，见面的次数少一些、电话聊天的时间短一些，不再像以前那样分享过多的个人生活细节。这意味着你需要找到另一个倾诉的对象，意味着你需要在他们再次因为可预见的危机而求助时，拒绝他们的要求，意味着你需要在冷静期过后仍然坚持之前设下的底线，意味着你可能还需要疏远那些仍然与你的父母存在密切交往的亲戚。只有你才能决定，你们之间的距离需要远到什么程度。

选择战场

有些父母患有边缘型人格障碍的成年子女会将与父母摊牌作为自我治疗的一个步骤。通常，这些子女都会给父母写信，详细解释自己过去的经历以及这些经历对自己的影响。有些人还会提出有关边缘型人格障碍的问题并建议父母去接受治疗。我们并不能简单地说这么做是对的还是错的。正如我们在

前面讨论过的那样，你有权决定什么对你是合适的。不要期望
父母会因你的作为而改变。由于他们所具有的症状，期望他们
读完一封通篇批评自己的长信、接受其中的批评、承认自己的
行为有问题并就此寻求帮助是不现实的。这并不是说你不应该
写（或寄出）这封信。和其他形式的摊牌一样，你需要先检查
并弄清楚自己的动机、需求和想要达到的短期与长期目标，不
过最重要的是，你需要调整好自己对改变的预期。

幽默的力量

常言道："笑一笑，十年少。"只要有可能，你就应当试着
拿自己的处境开开玩笑，试着讽刺一下自己。人类是一种奇特
的生物，他们喜欢因为各种各样的理由而表现得呆傻愚蠢。你
不用愁找不到笑料！

第7章

重建过去，把握现在

作为一个能够独立思考的成年人，你对事物的看法肯定会与孩提时代有所不同。随着对之前所持信念的质疑，你可能会意识到，自己之前对人对事的看法可能并不公平。如果可能的话，你也许想要联系一下那些旧交，听听他们对事情的看法，向他们道歉，或者在新的基础上与他们重归于好。

通过审视自己的过去，了解边缘型人格障碍的性质以及这种疾病在你家里的影响，你将会理解许多事情：你和你的家人扮演的角色，指挥你的家庭正常运行的规则，你和你的家人过去所持有（现在可能仍然持有）的理念、观点和愿望。只有了解这些之后，你才能够具备质疑这些角色、规则和人格特征的能力。

潜移默化的学习

由一位表现出边缘型人格障碍症状的父母抚养长大，在此过程中你看到、听到、学到的一些东西（有可能是大部分东西）可能会受到父母变化无常的情绪的影响。想象一下，如果你的父亲或母亲患有糖尿病并且很好地控制着自己的病情，那么你的家里很可能就不会放很多糖果，你会逐渐习惯他们严格控制的食谱，习惯看到他们验血甚至每天注射胰岛素。你会了解到哪些症状表明他的血糖过低，哪些症状又说明血糖太高。这一切对你来说都很正常，都是你日常生活的一部分，没有什么好坏之分。

同样，你也习惯了父母的边缘型人格障碍的症状。但这些症状却极大地影响着你们的关系。想一想《精神疾病的诊断和统计手册》里的定义和其他临床表现 —— 表现不一致、否认、投射、非黑即白的思维、难以表达愤怒、易变、经常感觉情绪失控、感觉被抛弃、被攻击、被忽视、羞愧。其中的任何一个症状都可能显著影响你的家庭关系，更别提几种症状的共同作用了。而你那时候还只是个孩子，毫无疑问，父母的情绪波动也会影响到你与其他人的交往。

扮演你的角色

在家里，你可能被分配了一个角色。你可能与家庭格格不入，总被排除在家庭谈话之外，了解到的都是二手的信息；你可能是他们最好的朋友，父母有什么秘密都会和你分享；你可能是他们的同盟，他们期望你在任何时候都站在他们一边；你也有可能是替罪羊，总是陷入父母的战场并代替他们表达他们对别人的不满。随着年龄、环境以及父母需求的变化，你可能扮演过不止一种角色，也可能需要同时扮演多种角色。

接受他们的观点

由于不断地被搅进父母与他人的这种不健康、不可预知的关系里，你可能也经历过家族隔阂或家庭纠纷，并被你的父母灌输进一些与你的印象或他人的观点截然相反的理念。你可能看到过家里的成员被推崇或被贬低，或两者兼而有之。"我再也不会和你说话了"，可能是你的父母处理纠纷时最常用的手段。你可能也被要求要和他们采取一致的步调，以便证明他们是对的。他们可能会告诉你，萨尔玛姨妈是个疯子，或者说你的哥哥是个吃白食的人，甚至在子宫里就惹麻烦。在一遍又一遍听到这些表述后，你可能会逐渐在心里相信起这些话来，并很少对此发生怀疑。即使你与萨尔玛姨妈或你哥哥的交往经历告诉你事情并不是这样，你很有可能仍然会接受父母的观点以换取他们的认可，因为不论是儿时还是在成年后，你都可能不由自主地认为（并需要自己相信）父母总是知道得比较多。

拼出完整的图像

作为一个成年人，你应当审视自己的过往，从中过滤、辨别出自己的想法和愿望，并努力了解你周围的人。萨尔玛姨妈也许并不是个疯子。儿时的你觉得她是一位善良、温暖、有趣、另类的女士。你的哥哥可能本来是一个外向、慷慨的年轻人，但在十几岁之后却变得叛逆而忧郁（在被你的父母批评指责了十几年之后）。父母的信念里可能有一些客观真实的东西，也可能一点儿也没有，这都不是重点。现在要靠你自己尽量客观地依据事实做出判断，就像一个独立证人一样。

家庭事务

家庭就是一个系统。在回忆的过程中，很重要的一点就是要在注意父亲或母亲行为的同时，也注意一下周围其他家庭成员（父母的另一方、兄弟姐妹、祖父母、姑婶叔伯以及家人的密友，当然，还有你自己）的行为，并思考一下你们的关系是怎样的。

停下来，想一想

家规

回忆一些你生活中的大事，比如一次家庭（不论小家还是大家族）冲突、离婚、过世、失业、搬家或患病等。在记事本里记下这些事，并写下你当时的年龄。

回忆一下你是如何应对这些事的，你的家人（直系亲属或大家族里的亲属）又是如何应对的。你可以用以下这些问题来提示自己，不过也不要让这些问题局限了你的思路：

◆ 大家是如何应对这一问题的？有没有开诚布公地讨论，或者为了保护某人而故意隐瞒了部分事实？在谈论此事时大家的语气、表情如何？鄙视？悄声细语？瞪着眼珠？气氛是否很紧张？有没有发生争斗？

◆ 别人是怎么告诉你的？他们是如何向你解释的？有没有告诉你应当感觉如何，应当如何反应？

◆ 你的感受如何？你是如何反应，如何表达自己的感受的？

◆ 别人对你的反应又是如何反应的？他们重视还是无

视了你的感受？

◆ 你家族里的成员在多大程度上介入／回避了这件事？

◆ 你还能回忆起怎样的画面？你是否还记得一些词汇或对话的片段？

◆ 家庭成员的反应是否有什么规律？是否有人想要避免介入其中？有没有人义无反顾地走入风暴的中心？

◆ 你自己的反应有没有什么规律？

源头

你对事实的记忆形成于多年以前，除了依靠自己的记忆之外，你也可以通过其他方法来了解你的家庭生活。和亲戚们谈一谈，即使是那些你以为没有什么可以分享的远房亲戚，他们的回忆与判断可能会使你大吃一惊。与家人的朋友和以前的邻居们谈一谈。（如果你想与之前失去联络的某人取得联系，网络绝对是个好帮手。）

不同的边缘型人格障碍患者会在各自不同的领域表现出异常，他们对不同人的反应也会各不相同。在某些情境下，面对某些人时，他们可能会表现得极其正常；但在另一些情况下，他们的反应又会不那么尽如人意。他们可能会将生活中的一些人理想化，然后又极端痛恨另一些人。不同的家庭成员和朋友可能会对你的父母具有截然不同的看法。为了更好地了解你的家庭运作模式，你应当将自己的信息网尽可能扩大。

接收到的信息越多越好，这样才能使你从各个角度了解自己的父母。作为一个孩子，你只能从一个特定的角度来看待你的父母。如果是一个成年人，其视角将会不大相同。

你可能会感觉到（也许现在仍然会感觉到）极大的痛苦，因为你与父母的关系成了阻止你看到或记起一些美好事物的障碍。人类的生存本能以及我们面对创伤时的强烈物理化学反应，使得我们更容易记住危险、暴力以及情绪剧烈波动的时刻，而不是祥和美好的场景（你听说过愉悦后应激障碍吗？尽管人们就快乐对健康的影响做了很多的研究，但没有什么证据表明愉悦会像痛苦一样对我们的健康造成不利的影响）。如果父母、近亲或其他你极其依赖的人造成了你的心理创伤，那么这种痛苦的经历就极易被你牢记在心。

结果就是，以后只要有什么稍微类似的事件发生，强烈的愤怒、恐惧、悲伤等情绪与负面的联想就会喷涌而出。并不是说你的负面情绪有什么不对，生活里很少有什么东西是100%好或者100%坏的（记得有谁是这么想的吗？）。在回忆童年生活时，42岁的唐娜对母亲的感受总是在极端的热爱和极端的怨恨间摇摆不定。她说："我总是提醒自己，母亲不是自愿患上边缘型人格障碍的，这对我帮助很大。不管是因为遗传还是后天因素，这都不是她自己可以决定的，而且她也不是故意要让我的生活凄惨不堪的。她尽了最大的努力，只不过是用她自己的方式。她总是鼓励我画画，她总是称赞我的这一天赋。所以我长大后才成为一个画家。"

停下来，想一想

美好的回忆

◆ 不论你的父母有多么忽视你或者虐待你，静静地坐
下来，想一想你与父母在一起时的美好回忆，即使
这段记忆非常短暂。有没有一首歌、一个故事、一
次散步、一件礼物或者一个瞬间会让你觉得，与父
母在一起很开心，他们很爱你？

◆ 注意你在回忆那个时刻的时候有什么感觉。你是否
感觉到某种气味、某种触感，或者好像看到了什
么、听到了什么？这些感受是否会给你带来正面的
情绪？

◆ 你在回顾与父母的美好回忆时有哪些感觉？在记事
本里记录下这些感觉。

你的目标

你在与人交谈的时候可能会想要知道你的家族史，并了解
你家的其他成员是否也有焦虑、抑郁、药物滥用、精神分裂、
边缘型人格障碍、在童年受到虐待或忽视、家庭暴力、（因为
身体或精神原因）住院等经历。你可能也会想要知道你父母的
童年是什么样子，以及别人怎么看待儿时的你。

下面是一些你可能会想到的问题：

◆ 你家为什么会从 …… 搬到 ……？

◆ 你妹妹为什么会被送到 …… 去住？

◆ 为什么家里没有 …… 的照片？或者为什么 …… 在照相的时候从来都不笑？

◆ 为什么你的妈妈从来都不和 …… 说话？

◆ 为什么每次别人提起 …… 的名字时，…… 都会火冒三丈？

◆ …… 是什么样子？他／她的童年又是怎样的？别人都说他／她 …… 为什么会这样？

 停下来，想一想

第三者视角

◆ 假装自己是一个记者，正在采写一篇关于（你的）家庭的报道。设想一下你的采访计划，你想要了解谁？想要采访到哪些家庭机密？想要深入了解哪些内容？哪些谜团引发了你的好奇心？这个家庭有什么故事？又有什么经常出现的主题和互动模式？

◆ 决定你要采访谁，并决定你要从哪些来源获得信息。

◆ 你将提出哪些问题？

◆ 在调查的过程中，注意并记下自己的反应。

◆ 写出这个家庭的故事（假设你的编辑很仁慈——任何长度、任何体裁、任何格式的文章他都会接受）。

◆ 这个故事与你童年时及长大后所相信的故事有没有什么不同？如果有的话，哪些地方不同？

◆ 你对你的家庭及家人的看法有没有需要被质疑的地方？这次调查有没有让你获得什么新的看法？

你在家庭戏剧中的角色

作为一个能够独立思考的成年人，你对事物的看法肯定会与孩提时代有所不同。随着对之前所持信念的质疑，你可能会意识到，自己之前对人对事的看法可能并不公平。如果可能的话，你也许想要联系一下那些旧交，听听他们对事情的看法、向他们道歉，或者在新的基础上与他们重归于好。

里卡多还记得，在自己10岁时，母亲曾打电话叫警察来将父亲赶走（她正计划离婚）。母亲告诉里卡多，希望他能够支持自己的说法（而她的说法并不完全是事实），她希望里卡多能告诉警察，自己亲眼看到父亲在殴打母亲。里卡多按照母亲所说的做了，他的父亲因此被捕并在拘留所待了几天。等到父亲出狱时，母亲已经带着里卡多和他的兄弟姐妹搬到了大陆的另一边。此后的至少15年里，里卡多再也没有见过父亲。

"我内疚了好多年。"他说，"我对警察撒谎，给父亲造成了巨大的痛苦——他在被捕后就丢了工作。和他分开也让我痛苦万分。他不是个完美的人，没有人是完美的。用这种长时间的分别来惩罚他有些太过分了。我知道那时候我还很小，我只是在做母亲要求我去做的事，但这并不能减轻我的内疚感，我还会忍不住去想，如果当时没有那么做，现在的情况会是怎样。这是个很难想出答案的问题。过去已经无法改变，你只能沿着过去的路径继续生活下去。"

里卡多的儿子出生之后，他打电话告诉了自己的父亲。随着时间的推移，两个人终于又和好了。里卡多的父亲告诉他，他从来都没有因为里卡多向警察撒谎而生他的气，他知道是自己的妻子指使孩子这么做的，10岁的孩子不应当为此而负责。"有机会和他谈一谈，听听他的想法，这彻底改变了我对过去的看法。"里卡多说。

由于家庭成员的边缘型里人格障碍所造成的分离与冲突会使你感觉哀伤，不能完整地重建过去也会使你感觉受挫。你可能会因为各种各样的原因而无法得到能令自己满意的答案。相关人士可能已经过世，他们可能不想和你联系。你可能会听到对同一件事的多种不同说法，并且搞不清楚哪种说法才是真的（事实上很有可能每种说法都有一定的真实性）。有时候，想要获得问题的答案几乎是不可能的。

因此，在接受哀伤与失去的同时，你也需要学会宽容。你可能不喜欢你所找到的答案。你可能不喜欢事情最后的结果。你可能会对自己说过的话、做过的事感到后悔，或者为自己的遭遇而哀痛。但如今你已经不再是一个孩子了，你有权利自己决定如何处理这些情况。

现出真我

你是谁？这听上去是一个很简单的问题。你知道自己的名字，知道自己的住址，知道自己的工作是什么，知道自己怎样度过每一天，知道自己是不是某人的父母、叔叔阿姨、子女或朋友。但你究竟是谁呢？作为边缘型人格障碍或其他情绪认知障碍患者的子女，这个问题是很难回答的。孩子在小的时候需要有一面镜子，或者说一个评判的标准来帮助他们认识周围的世界，使他们能够通过健康而正常的方式感受、观察、认知这个世界。而边缘型人格障碍患者的子女的成长环境通常都会缺乏这种标准。没有作为参照的镜子，你就很难看清楚自己、了解自己。

其他一些因素也会促使你戴上面具。儿时，你想讨好别人。如果妈妈想要家里有一个小芭蕾舞演员，你就会在芭蕾培训班里挥汗如雨，即使在内心的深处，你想要去踢球或者只是在家看书。如果烂醉如泥的父亲需要有人扶着他从车库回到屋里，你可能就会成为一个压抑自我需求感受的好人。

你的父母在难以面对自己时，可能会将你当作他们情感和行为的投射器。例如，如果你的母亲经常发怒，但又不承认自己的愤怒，她很可能就会指责你经常发怒。作为子女，如果父母告诉你你有某些行为特征或者存在某种问题，你通常都会相信他们。

通常，在功能不健全的家庭里，压抑自己的感受会显得更容易一些。反正自己的感受也不会得到别人的承认，再加上那些混乱、规矩、前后不一、伤害、愤怒、挫败，没有感觉会使生活变得容易得多。

这些因素都有可能使你丧失真我。

停下来，想一想

接收信息

回忆一下父母给你的信息，他们怎么看待你，希望你变成怎样的人。在记事本里写下来。下面的例子来自一些成年子女，这是他们所回忆的他们的父母说过的话：

◆ "你太聪明，做艺术家屈才了。你应该去法学院。如果你还想当艺术家，你也应该等到法学院毕业之后。你是个不错的画家，但你没有天赋，和你水平相近的人太多了。"

◆ "我真心希望你在一个人住以后能够出得起天天下馆子的钱，你做的菜实在是太糟了。"

◆ "你实在不适合养小孩，大概也当不成合格的父母。"

◆ "你太冷酷了，不可能有一段美好的感情，没人会喜欢你的。"

◆ "你很自私（笨拙、体弱多病）。"

◆ "你就像我一样。"

◆ "你一点儿也不像我。"

◆ "你这个贱人。"

你是在什么情况下听到这些话的？你在多大的程度上相信这些话？你有没有发现，即使你知道有些话并不是真的，但你已经很难做出改变？

记住，你所收到的信息可能并不会像上面那样直接而明确。你可能会从其他人对待你的方式、他们的肢体语言、他们与人聊天时的只言片语等细节中获得信息。例如，你知道别人说你冷酷，但你可能无法回忆起别人究竟是在什么时候说这话的。如果是这样，那么你很有可能就是通过其他渠道获得的这一信息。

你就在某处

与表现出边缘型人格障碍症状的父母相处的一个基本技巧，就是学会筛选。想一想淘金。你将盘子插进水流中，捞起一大盘石块和烂泥，然后轻轻地筛动盘子，淤泥和石块最终都掉了下去。最后，你很有可能会得到黄金或其他矿物（筛出的东西在你看来可能不像是金子，但每种矿物都有其自身的价值）。前面几章讲述的差不多就是这样一个过程。你的真实自我就像是矿石。内疚、自责、批判、愤怒、怨恨、恐惧和投射就是黏附在上面的泥土与石块，它们最终都会被筛掉。下面的这些练习和问题将帮助你筛出金子和有价值的矿物。

筛选是一个漫长的过程（不能期望一夜之间就能完成），需要像蚂蚁搬家一样一点一点持之以恒。一天，你可能会记起自己很喜欢开心果冰激凌，但你在家和在冰激凌店里时从来都不点这一款，因为你的父亲对坚果过敏，而且总是大肆宣扬这一点。所以，你重新为自己点上了一份开心果冰激凌。几周以后，你可能会在给朋友们做了一顿美味佳肴之后发现，自己其实是一个不错的厨师，尽管你的父母过去常常取笑你"毁掉了一整箱通心粉奶酪"。也许你从图书馆里借过几本烹饪方面的书研习过，也许你在社区大学或者通过电视烹饪节目学习过。几周之后，你发现自己正在和着广播歌唱，并发现自己唱得其实并不难听。这时你才记起二年级时，母亲曾告诉你你唱歌根本不在调上，完全没有节奏感。从此以后你再也没有在别人面前表演过歌舞。但现在你意识到，你其实可以做到。即使不能以此为业，这也并不意味着你不能在车里、在洗澡时、在和朋友一起娱乐时好好放松一下。

你可能会发现，一旦开始从一个新的角度看待自己、看待其他事物，新的发现就会经常在你毫无准备的时刻跳出来——遛狗时、喝咖啡时、与好友聊天时，甚至是在半夜的梦境里。你可能需要随身携带一个小本子，记录下你的想法。这可以使那些想法显得更加真实。然后，你可以去吃开心果冰激凌，做一顿大餐，或者去做其他各种能够加深这些想法的事。享受过程吧。把它当作是培养与自己关系的过程。每时每刻都能够发现新的事物，多令人激动！

？停下来，想一想

约会日（约会夜）

在你的日程表或其他时间管理工具上，定期空出一段时间用来（独自一人）做一些特别的事。这种与自己的约会可以一个月进行一次，也可以一周，甚至一天就进行一次。在这段时间里，从事一些你自己喜欢的活动（去比较远的地方遛遛狗、在书店喝杯咖啡等），或者独自坐下来静思一会儿，更深入地了解自己。

在记事本里记下你为了促进健康的人际关系所需要的素质，例如尊重、理解、耐心、支持、宽容等。你可以经常做这种记录，尤其是在独自静思的时候，并且确保自己确实在处理人际关系时应用了这些素质。

？停下来，想一想

检视……

筛选的过程并不是你所能（也不是你应该）控制的。有些东西根深蒂固，其中最难的部分可能就是，要弄清楚哪些部分需要被筛掉，哪些部分需要保留。不过，一旦你开始回想并质疑那些长久以来一直存在于你生活中的东西，答案可能就会接二连三地跳出来。下面是一些你可能需要考虑的方面：

◆ 你的信念——精神、物质财富、政治、社会问题等方面。

◆ 你的感受——使你快乐、悲伤、愤怒、恐惧、焦虑的都是什么？

◆ 你的观点。

◆ 你的喜好。

◆ 你的兴趣。

◆ 你需要优先考虑的事（或者你的义务）。在你要做
的事情当中，哪些是你觉得自己应当做的事；哪些
是你觉得重要或想要做才去做的事？

◆ 你的目标。

◆ 你的优势。

◆ 你的天赋。

◆ 你的习惯。

在记事本里写下那些跳进脑海的你想要质疑的想法 ——
你收到的信息和你的信念。不论是什么，都把它们记下来。

注意区分你现在的观点和过去有什么不同。每发现一个不
同点都在记事本里写下说明。例如，"我过去常常怀疑自己的
嗓音。从二年级起，我就不在外人面前放声歌唱了。现在我意
识到，自己不必唱得很完美，但事实上我的嗓音还是不错的。
我喜欢唱歌，我甚至还加入了社区合唱团。"

停下来，想一想

圈里圈外？

本项练习改编自《界限：你的终点与我的起点》(*Boundaries:
When you end and I begin*，凯瑟琳著，1993 年出版)。你可

以使用本项练习来更积极直观地发现真实的自己。你需要准备一根大概8米长的绳子以及一摞索引卡。用绳子在地上围一个圈。在索引卡上写上你的喜好、信念、习惯、天赋、目标、观点、兴趣，以及让你厌恶、开心、悲伤、发怒的事物（一张卡上只写一样东西）。例如，你可能会在一张卡片上写上"暖色调的房屋"，在另一张卡上写上"全麦面包"，第三张写上"有趣的人"，还可以写"花更多时间与朋友在一起""每晚给比利读一个睡前故事""每个月去看一次父亲""每天按时送比利上学"……

写好所有卡片之后，站在圈子中间，然后一张一张地翻看卡片，如果卡上的内容能够代表你，或者卡上的内容是你想要保留在生活里的东西，就把它放在圈内。如果卡上的内容不能够代表你，或者卡上的内容是你想要从生活里清除出去的东西，就把它放在圈外。如果在仔细想过之后，你发现自己并不真的喜欢全麦面包，就把这张卡放到圈外。这样，你就可以一样一样地决定了。

每当面对无法抉择的事情时，你都可以在心里进行此项练习。例如，一位同事要你协助他进行一项长期项目。你觉得自己有责任帮助他，但你已经工作了很长时间，而且这位同事你也不是特别喜欢。这时你就可以在心里想象一张索引卡，上面写着此时的情景，"答应帮助罗杰完成他的项目，需要每天工作到较晚的时间，至少3个月。"那么，你会把这张卡放在圈内还是圈外呢？

💡 **停下来，想一想**

怎样才能做回真我？

　　每天，你可能都会不假思索地做许多事来让自己开心、镇静，抚慰自己的心灵，帮助自己更好更有效地表达自己，使自己全神贯注完全忘记了时间的流逝。

　　每天，你可能都会不假思索地做许多事来让自己开心、镇静，抚慰自己的心灵，帮助自己更好更有效地表达自己，使自己全神贯注完全忘记了时间的流逝。

　　停下来，想一想这些事情对你意味着什么。哪些事物是你生活的基础？下面是一些例子：

◆ 瑜伽。

◆ 徒步旅行。

◆ 跑步。

◆ 与朋友一起。

◆ 开怀畅饮。

◆ 精油沐浴。

◆ 观看球赛，为母校的球队加油。

◆ 烹饪。

◆ 绘画。

◆ 做爱。

◆ 做木工。

◆ 养猫或养狗。

◆ 玩壁球。

? **停下来，想一想**

哪些品质构成了真正的你？

想一想哪些品质构成了真正的你。你的朋友们会怎样描述你？你是否热情、风趣、充满野心或者为人淳厚？你如何描述你自己？想一想，在记事本里写下来。

你觉得自己胜任什么？你觉得自己在教别人做什么时很有自信？你确信自己擅长什么？

积极的一面

对于在情绪化、不健康或功能失常的家庭中成长起来的成年人来说，缺乏强烈的自我意识、缺少自尊是常见的现象。你自己可能也面临着这样的问题，不过，你也应当意识到自己的经历里那些积极的因素。

韦恩·穆勒在《心灵的遗产：苦难童年的精神优势》（*Legacy of the Heart: the Spiritual Advantages of a Painful Childhood*）一书中写道："童年时受过伤害的成年人通常都会表现出独特的力量，他们具有深刻的内在智慧、非凡的创造力和洞察力。在他们的内心深处 —— 在伤口之下 —— 隐藏着一个深沉的灵魂，他知道什么是美好的、什么是正确的、什么是真实的。由于童年的经历是那么黑暗痛苦，因此他们将一生的大部分时间都花在了寻找仅仅存在于他们内心深处的真善美之上。"韦恩在书里还说明了为什么你会比你认为的更加坚强。仅仅是经历你日常经历的那种生活也需要很大的勇气、决心和力量。

你可能会变得很善于观察周围的环境，以便预测何时需要钻进屋里躲避，何时可以出来，如何应对别人的问题。你的直觉可能也得到了锻炼，使你能够迅速适应充满变化的混乱环境。你变得极具韧性，并在心灵深处保留出一块可以在某种程度上保护、安慰自己的避难所。

> **？ 停下来，想一想**
>
> ### 积极影响
>
> 花时间想一想你的经历使你具备了哪些好的素质。例如同情心、推己及人、敏感、观察力、风趣、能在不好的情况下发现幽默等。或者是洞察力、思维敏捷、公正、自力更生、独立、善良、良好的鉴别力、欣赏他人的优点、在平凡中发现美的能力。在记事本里写下你思考的结果。
>
> 同时也想一想你的经历使你从别人那里学到了什么。你是如何成为一个更好、更强、更聪明、更具洞察力的人的。

顾念自己

你的内在品质帮助你度过了自己的童年，而且它们很可能至今仍然发挥着强大的作用，即使有时候你觉得这些品质已经不存在了。重建并唤醒这些内在品质的方法之一，就是增强自我意识，经常顾念自己。越能随时弄清楚自己的感受、想法、知觉，你所拥有的力量与控制力也就越强，你所做出的决定也就会越加英明正确，你对自己的知识和认知也就会觉得越加自信。

自我意识需要你注意当下，注意自己的所做、所思、所想、所闻、所尝、所见以及下一步的计划。自我意识意味着关注现在。时刻关注自己正在做的事，这听上去好像是显而易见的，但要真正做到这一点却很难。有多少次你在淋浴的时候走神，最后发觉自己在浴室待的时间远远超过预期？有多少次你在与人聊天时心里想的却是待会儿去买点什么菜或者儿子回家后要记得跟他交代什么？有多少次你感觉到肚子在咕咕叫但你因为太忙而根本不去多想，或者干脆忘记了自己没有吃午饭？

❓ 停下来，想一想

正念练习

使用下面的练习来学习如何顾念自己。你可以将这一练习应用到任何活动中。下面是三个例子。

散步。在屋里缓慢地行走，注意脚掌的每一部分与地面接触时的感觉——脚踝、足弓、脚背、前脚掌、脚趾。足部的肌肉有何感觉？皮肤呢？地面的质地如何？温度呢？脚踝在上面有什么声音？如果你穿着袜子，走在地上又是什么感觉？

叠衣服。在折叠洗好的衣服时集中注意力。衣服有什么味道？质地如何？温度？折叠时衣料与你的皮肤摩擦时是什么感觉？有什么声音？对折的过程有什么感觉？整个过程中的感觉有什么变化？

洗手。下次洗手时，注意一下水流流过手掌时的感觉。水温如何？压力呢？水流出水龙头的声音呢？流到手上的声音？香皂的质地如何？注意一下泡沫的形状、反光的颜色。你听到了什么声音？

面对过去的遗迹

你长久以来形成的那些对父母行为的反应在一定程度上决定了现在的你。它们仍然在基本的层面上微妙地影响着现在的你观察与行动的方式。下面几页内容可以帮助你进一步检视这些领域。

被患有边缘型人格障碍的父母养大，在精神和认知模式领域可能会对你造成如下影响：

◆ 难以信任自己和他人。

◆ 羞耻感。

◆ 罪恶感。

◆ 在自我定义、自尊、自我认知、自我表达等领域的负面认知。

◆ 难以设定合理的界限。

◆ 过快地下结论，鲁莽地判定自己和他人。

◆ 非黑即白的思维模式。

◆ 与他人认知不同步。

◆ 情绪调节困难。

◆ 自我伤害或损害自身利益的行为。

你可能会发现自己在其中的某些领域存在问题。这些问题没有绝对的对和错、好和坏。而且以上的每个领域都有不同的程度区别。你的问题可能存在于两个极端，也可能只存在于中间的某个程度。例如，你可能极端地自我保护，将自己包裹在围墙之中；也有可能你的隐私界线很模糊，极易与他人混在一起。你可能会在不同的情景中有不同的表现。

💡 停下来，想一想

你的位置？

针对以下的每一条说明，标出你与该说明的近似程度——1分表示与你完全不同，10分表示与你极其相似。

难以信任他人

◆ 如果别人对我很好，我就会想要知道他到底有什么目的。

◆ 我要花很长时间才会信任一个人。

◆ 我很难感觉到安全。

◆ 我经常怀疑自己，我总觉得自己忘记了什么，很难做出决定。

◆ 生活似乎很复杂。

◆ 我很难接受事物本身的价值。

◆ 我很难放松，我经常花费大量精力注意周围有没有什么潜在危险。

◆ 我很容易受惊，不喜欢大的声音，经常感到焦虑。

◆ 我经常会被突然的接触吓到，即使是所爱的人也不例外，陌生人离我太近也会让我烦恼。

羞耻感

◆ 如果我犯了愚蠢的错误，我就会感觉很害羞。

◆ 我觉得自己不配得到别人的好心、爱与关怀。

◆ 有时候我觉得自己根本没有存在的理由。

◆ 我好像什么都做不好。

罪恶感

◆ 我觉得自己应该对别人的行为、感受、快乐负责。

◆ 我经常会想，别人是不是在生我的气。

◆ 我发现自己经常在道歉。

◆ 如果更努力一些，我就能改正……

◆ 有时候我觉得自己是个负担。

◆ 如果不把别人的需求和感受摆在我的之前，这就是自私的表现。我怕他们不接受我。

负面的自我认知

◆ 我常在内心深处怀疑自己到底是谁。

◆ 我很难判别自己对事物的真实想法，有时候我觉得自己很麻木，或者说是各种感受纷至沓来，很难将它们分清楚。

◆ 我经常否认或压抑自己的感受，并说，"哦，也没那么差。"

◆ 如果我的想法与感受与别人不同，我就会害怕他们不接受我。

◆ 我对直接告诉别人我的感受并说明我的想法感觉不舒服。

◆ 我喜欢待在幕后，如果处在舞台的中心，我会感觉不舒服。

◆ 我觉得没有人爱我。

难以设定合理的界限

◆ 我与他人的关系都有一个规律——我喜欢选择精神不健康或者在生理、心理上对我粗暴的朋友和伴侣。有时候我会（半开玩笑地）想，我的身上是不是有一块牌子，上面写着："衰人。"

◆ 我天生就是照顾他人的角色。

◆ 我很喜欢帮别人解决问题，这让我感觉很棒。

◆ 充满戒备时感觉比较好，这样别人就不能利用我了。

◆ 除非有个很好的理由，否则拒绝别人会让我感觉很不好。

鲁莽地判定自己和他人

◆ 对我来说，最重要的就是按照完全正确的方式做事。

◆ 如果我犯了错，别人就不会那么重视我了。

◆ 别人说我是个完美主义者，这很可能是真的。

◆ 我发现自己很喜欢快速地判定他人（不论是在好的还是坏的方面）。

◆ 比起优点来，我更容易注意别人的缺点。

◆ 比起优点来，我更容易注意自己的缺点。

◆ 基本上，我很难接受别人的本来面目。我发现自己总是希望他们会与现实有所不同。

◆ 我很难接受自己，我经常希望自己与现实有所不同。

◆ 如果我与别人一起，他们做了什么错事，这件事就会影响到我。

非黑即白的思维模式

◆ 我很难发现事物的灰色地带。对我来说，事情非此即彼，不能兼得。

◆ 我喜欢明确的东西。

◆ 有时候我只能看到人们的优点，但随后他们就会让我失望。

◆ 如果别人让我失望，比起解决这个问题来，疏远他们或者与他们断绝联系显得更简单。

与他人认知不同步

◆ 我在某些方面比较迟钝，我发现有些我现在才学到的东西别人在儿时就都知道了。

◆ 有时候我觉得自己比同龄人老很多。

◆ 别人告诉我我比实际年龄要显得聪明得多。

◆ 没有人能够理解我，没有人能够理解我所经历的事。

◆ 我与别人不同。

◆ 我觉得自己总是在追赶别人。

◆ 我在全新的社交场合里很容易变得紧张。

情绪调节困难

◆ 我是个极其情绪化的人。

◆ 我的情绪波动在过去曾影响了我的决断力。

◆ 我的情绪波动曾影响过我的人际关系。

◆ 我很易怒。

◆ 我希望自己能再乖巧一些。

◆ 我的情绪很容易改变。

◆ 我的脾气很大。

自我伤害或损害自身利益的行为

◆ 我曾经是个很放荡的人。

◆ 我会通过亲密的生理接触来表示我对对方的好感。

◆ 如果别人建议我不要做某事，我会把这当成一项挑战并反其道而行之。

◆ 我不喜欢小心谨慎，人生只有一次，应该尽情享受。

◆ 我会通过酗酒、吸毒、抽烟、性滥交、赌博、疯狂购物来使自己感觉舒服一些。

◆ 我过去曾有过成瘾的问题。

回顾一遍你的评分。多注意一下那些评分是1、2或9、10的事项，因为这类评分通常都暗示了对中间地带的认知困难和失衡。这些可能就是你需要注意改变的领域。

关于接受的练习

在做上一个练习的过程中，你可能会想："哇哦，我有这么多需要改进的地方"或者"哦，不，我还有这么长的路要走"。尽量不要这么想。改变的第一步就是接受。接受并不意味着同意或认可，接受的目的是使你不沉溺于过去，将注意力投向未来。

接受意味着在看上去完全相反的想法之间取得平衡：在现阶段你的状态是不错的，而且你还有一些想要改进的地方；你不应该为童年的经历而受到指责，而且你有责任创造出你现在所选择的那种生活。

停下来，想一想

接受练习

写一份关于接受的声明，内容包括承认现在的你，你已经取得的改进，以及你想要改进更多的决心。例如，"我已经做出了很多改变，有些事情我正在努力。我就是我，但这并不意味着我不能做出改变。"或者，"我开始理解我在家里扮演的角色以及这个家运行的机制了。我意识到，如果这些角色和机制不能适应我，我就不需要硬将自己装进那个套子里。我不再盲目地让自己去适应，现在我越来越清楚地看到，我可以质疑它们。"使用你自己的语言来写这份声明。

有时候，那些自我改善的目标很可能会显得很难达到。但这并不意味着你就没有希望。47 岁的莫林就是一个例子，她的母亲是边缘型人格障碍患者，她还记得自己 20 多岁时的感受："我可以告诉你，我的心里有一个大坑，一个空洞。我觉得如果让别人看到这一点他们就会觉得我不值得去爱。不过，现在我不那么害怕没人爱我了。我很满足自己的现状。我做出了很多改变，而且仍然在改变。这就是现在的我，也是我能够控制的我。我费了好大的劲儿来保持理智。"

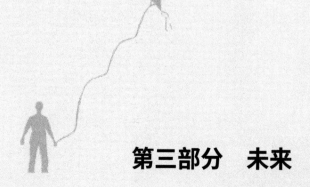

第三部分　未来

第8章

打破习惯，迈向改变

难以信任别人、羞耻感、罪恶感、负面的自我认知、界限认知问题、主观评判他人、两极化思维、社交缺陷、难以控制情绪、自我伤害或损害自身利益的行为 —— 哪些方面最能引起你的共鸣并阻碍了你的生活？

在前几章里，我们讨论了你在儿时可能接收到的信息，以及你对这些信息的解读方式和将它们纳入自己的认知的过程。分辨出这些核心理念是极具挑战性的，因为正是这些信息定义了现在的你。你很难察觉到这些理念都是可以被质疑的——它们看上去就是你的一部分，就是你理解世界的工具。事实上，你的内心自动过滤了相反的证据并一直强调支持这一论断的证据，这进一步加深了你的认识并使你更难以质疑这些问题。

质疑核心的理念

假设你在怀疑自己是不是值得被爱。在成长过程中，你经历了父母许多古怪甚至残忍的行为。你的父亲或母亲情绪不稳定、经常发怒并将他的愤怒投射到你身上，指责你引起了争斗。今天，作为一个成年人，你是否发现自己处在相似的环境之中？你是否选择了那些对你有相似看法的人作为你的朋友？你是否觉得别人也认为你是个难以相处的人，因此你对他们也充满了戒备（但事实上他们并没有那么想）？你有没有因为觉得某人要攻击你而先发制人（尽管事实上他们并没有要攻击你的意思）？你的想法、随后的行动和反应强化了你的核心理念。

这就像是一个自我实现的预言。最终的结果就是："你看，我确实是个难以相处的人。"

这真是个坏消息，不过好消息是，一旦你分辨出这些理念并开始质疑，你的经历也就会发生改变。一旦你不再把自己当作一个难以相处、没有人爱的人，你将会变得更加开放，更加愿意接受他人。别人也会注意到这一点，并以相似的方式回应。你的周围会聚集起一些心理更加健康的人，同时，新的经历也会帮助你改变自己的旧理念，而不是加强它们。

确实可能

如果那些负面的、不正确的核心理念还存在，改变就很难发生，你也很难想象更健康、更具自我支持力的核心理念是什么样子，很难想象改变是可能的。

但事实上改变确有可能。你可能听过这个说法：你的个性在你还只有几岁的时候就已经发展完全并基本定型了。然而，一些最新的研究却发现，事实并非如此——在你的一生中，你的个性都在发展变化。另外一些研究则表明，你的想法和信念对你的幸福感、满足感和你对人生经历的定义具有重大的影响。也就是说，你不会被困住，并不是注定难以相处、没有人爱的，你所持有的那些负面的自我认知也并不是无法改变的。

停下来，想一想

想象一下没有界线的感觉

难以信任别人、羞耻感、罪恶感、负面的自我认知、界限认知问题、主观评判他人、两极化思维、社交缺陷、难以控制情绪、自我伤害或损害自身利益的行为——其中的哪些方面最能引起你的共鸣并阻碍了你的生活？从中挑一到两个。例如，你可能会觉得自己经常感觉焦虑——这是社交缺陷和负面自我认知的表现——这使你在工作时无法自信地行动。因此，每次老板分配任务时你得到的总是自己最不想要的项目。

现在，想象一下没有这些缺陷性行为和想法的生活。如果这么想太难的话，你可以先告诉自己，这只是你过去习惯的思维模式，并不代表别人对你的看法。特别想象一下这样的场景。例如，在焦虑的时候，想象一下自己不那么焦虑并能更自信地做一些事来改变事情结果的情景。想象一下自己在会议上举起手，发言表示你所分到的那个项目并不是最适合你的，因此你想要得到会上讨论的另一个项目。想象一下你的老板同意了你的意见并表示你们在会后可以进一步讨论一下你的能力以便他在今后都能够给你合适的任务。

想象一下此时你的感受。想象一下，尽管还是有些焦虑，但你的自信还是有了很大的提高。这种感觉和它可能带来的结果是否会给你足够的动力来让你努力做出改变呢？

针对你写下的每个事项都做一做这项练习。

213

❓ 停下来，想一想

想象自己的生活

安排一段独处的时间，放松下来，想象一下你想要自己的生活变成什么样子 —— 不附带任何限制。你想要做什么？你想要如何生活？你想和谁在一起？你想要成为怎样的人？

挑选一个适合你的媒介，例如绘画、大学、纸和笔、一件乐器、作曲或者写作，想象一下你的生活。

不必反其道而行之

在分辨、质疑所接受的信息和你的核心理念的时候，你可能会试图做一些与父母的信念或他们对你的期望完全相反的事。例如，如果你的父亲希望你成为一位医生，你可能会因为叛逆心理而决定从事你父亲所瞧不起的职业，例如去做一个雕塑家。再举个例子，你的母亲说你留长发看上去更漂亮，你就把头发剪得短短的，以此证明她是错的。

事实上，证明自己，在生活中做出改变并不意味着要逆父母的意见而行。即使是"我可不想像我妈一样"这句话也会在事实上局限你认识自己潜能的能力。再次强调，没有人是十全十美的，也没有人是十恶不赦的。也许你的父母很善于讲故事，也许他们在某些情况下也是与人相处的老手。"不想像她一样"，也许就意味着你将放弃许多的机会。这样，在某种程度上，你的父母仍然决定了你的为人。因此，在确定真我、做出改变的过程中，你应该听从内心深处的召唤，追寻自己的目标和梦想。

接受局限性

世界掌握在你的手中，你拥有了定义自我、寻求自己想要的生活的机会；但在现实中，因为各种各样的原因，并不是你想要做出的每一项改变都是切实可行的。有些是因为你还没有具备实行的条件，有些则在你付出巨大的努力之后仍然收效甚微。

最新研究表明，遗传因素对我们的情绪和气质确实有一定的影响，其影响程度还需要进一步的研究来确定。

例如，尽管有些人因为后天的因素而变得羞怯，有些人把羞怯当作是自我伪装的一部分，但要让一个一直以来表现羞怯的人忽然跑去找一个陌生人聊天是不现实的。另一方面，现实一点的想法是，你确实可以采取一些行动来减轻自己的不适感。在会场人声鼎沸之前提前到达可能会让你感觉舒服一些。你也可以预先准备几个话题，或者看看报纸上有没有什么有趣的新闻可以作为谈资。想要在人生的某个方面做出彻底的改变基本上都是不现实的，但将目标设定为减少引起问题的想法和行为、降低焦虑、使自己感觉更舒服一些却是完全可行的。

正如我们在其他章节讨论过的那样，接受在你所经历的过程中起着十分重要的作用。接受意味着对自己（不论是好的方面还是不好的方面）表现出同情心。它意味着认识现实（"当然，我确实……而且我想在这一方面做出一些改变"），不妄下判断（"我早就应该学会这个了，我真笨"）。接受并不意味着心安理得，也不意味着不努力改变。接受的真正意思是，此时此刻，事情就是这样，我接受这个事实。

💡 停下来，想一想

找到平衡点

回顾你在"停下来，想一想：想象一下没有界限的感觉"一节里发现的那些问题。针对每个事项写一份声明，里面要包括你在这一领域现在的情况（不带偏见）和你想要改变的愿望。例如，"我经常会在初次见面时鲁莽地对别人做出负面的评价。但我现在已经意识到了这一点，并在努力做出改变"或者"我可能不那么自信，不那么放得开，在聚会上表现也不太自然，但我还是会参加这些活动——我不会因为觉得舒服就宅在家里，而且我感觉自己正变得越来越自信"。

守护好自己

如果你在童年时受到的照顾不足或者父母对你的照顾前后不一，那么你很可能现在还对缺失无条件的爱而感到哀伤、愤怒或者怨恨。你可能仍然像儿时一样渴望着爱与抚育。但在人生的现阶段，企盼别人无条件的爱是不太现实的。当然，你可以企盼亲近的人给你爱和滋养（以及陪伴、尊重、支持、认可、耐心和接受），你也完全有权得到这些；但提供无条件的爱与滋养并不是别人的职责，你自己应当肩负起这样的责任。

如何滋养自己

学习如何滋养自己，你可能并没有现成的榜样可供参考，不过，在照顾别人的时候，你可能会觉得自己完全能够胜任。正如照顾你的子女一样，无条件地爱自己、照顾好自己需要你不断培养自己的力量并不带批判地接受自己的弱点。这需要你理清自己的内在品质，并合理利用合适的外部资源。想象一株生长在干旱地带的植物，这株植物得不到足够的水。这株植物生存了下来，尽管水源不足（也许这株植物还会因此而长得更加坚韧），它通过吸取空气中的水分并将根伸得更远来获取更多的营养。就像这株植物一样，你也可以寻求额外的资源，而不仅仅依赖父母的照顾。你可以接受朋友、亲戚的照顾，并通过接受自己，参加使自己开心、让自己感觉胜任的活动来照顾好自己。

⏻ 停下来，想一想

可用的资源

回忆一下在你的生活中出现的那些人，以及他们照顾你的方式。每当有好消息要分享的时候，你最先给谁打电话？想要发泄时你会找谁？你最喜欢和谁开玩笑？谁最能他什⋯⋯打气？你与谁在一起时心里最平静？谁最了解你，你又最了解谁？写下每个人的名字，并描述一下你向他寻求帮助的方式。

思考一下你是如何照顾别人的。把你通过语言、行动、或陪伴照顾过的人列一张单子，描述一下你对每个人提供的支持。你是否听他们抱怨？是否与他们共同庆祝好消息？是否帮他们想解决问题的方法？你是否接受他们的感受？支持他们？主动提供帮助？

回到你所列的单子，你照顾别人的一些方式是否可以应用到你自己身上？例如，你的朋友每个周四都会工作到很晚，因此你答应每周四和他拼车。想象一下，有什么事可以以类似的方式每周一次地帮到你自己呢？例如每当工作到很晚时或者不想做饭时就请自己吃一顿外卖？有没有哪个家庭成员在帮你做你不想做的家务呢？写下你所想到的事项，并付诸实践。今天可以开始做什么，本周呢，这个月呢？

旧习难改

你所习惯的思维方式、行为方式以及看待世界的方式是许多因素共同作用的结果：你童年时所接受到的信息，你因此所产生的核心理念，以及你在内心批判自己时不断向自己强化的信息。

不幸的是，你在内心批判时会不断地强化自己负面的认知、想法、信念以及行为：

泛化。从不具代表性的个体事件得出普遍性结论。例如，一个同事开会迟到了，因此你说，"他总是迟到。"小心使用总是、从不之类的词。这些词很可能意味着你又开始内心批判了。

标签化。使用全褒义或全贬义的标签来描述事物。有人在商店里不小心撞了你一下，你心想，"这个混球。"表明你正在给人贴标签的信号之一就是给事物下宽泛、绝对的定义："她是个贱人""他是个电脑天才""我做不了这个"。

过滤。选择性地关注负面信息而忽略积极的一面。（戴安由表现出边缘型人格障碍症状的母亲养大，她比喻道，自己就好像待在黑暗的屋子里一样，永远得不到阳光。你得更开放一些，好让好消息和坏消息一样都能透过来。）过滤的表现包括自我贬损的陈述以及对成绩的贬低。"哦，不值一提""真不是什么大事"。

极端思维。看待事物时非黑即白：生活很美妙，或者生活很糟糕。你必须把事情完美地做完，要不你就是一无是处。极端化思维的表现包括使用以下词汇："总是"和"从不"，"能"和"不能"，"应该"和"不应该"，"全"或"无"，以及像"这是最好的""糟糕透顶""你是最厉害的""他这个人太可怕了"之类的表述。

责任内化。认为每件事都和自己有关。你主持的一项计划的预算被砍了，你相信这是因为老板不满意你的工作，在向你传达信号。个人化的表现包括，经常问："你是不是在生我的气？""我是不是做错什么了？"感觉事情都是你的错，或者是直接针对你的，尽管事实并非如此。

控制感失常。感觉自己要为每一件事负责，或者感觉到自己无法控制事物，觉得自己是环境的牺牲品。你在餐馆与患有边缘型人格障碍的父亲或母亲进餐，这时你感觉到气氛变得越来越紧张。因此，你觉得自己有必要同意多待一会儿，并且自己需要来付账请客，以便安抚他们。相关的表现包括，感觉内疚或受到伤害，经常因为感觉辜负了某人而道歉。

小题大做。总是盼望最坏的事情发生。时刻准备迎接最坏的情况，并认为这种情况注定会发生。你的男朋友有天晚上约会时来迟了，你就开始想，他一定是出事了，或者他背叛了你。相关的表现有，"可是一旦……"以及"要是真的那样了我真不知道要怎么办"或者"到时候我将会失去一切"。

感情用事。认为"感觉即事实"，事情就是你所感觉到的那样。如果你觉得自己不值得配偶的称赞，你就会认为自己真的不值得。相关的表现包括，因为暂时性的因素（如情绪变化）而不断改变自我认知，据此做出行动，然后发现你的观感并非基于现实。

> ### 停下来，想一想
> #### 质疑批判
> 思考一下，以上哪些扭曲的认知方式经常被你用来维持现状。针对每一条写一个最近的例子。例如，你的儿子要去看电视，不想写作业，你可能会这么说，"该写作业的时候迈克尔从来都不写。"但事实上，这种事只发生过几次。
>
> 现在，质疑你写的每一条事项并重写说明。你可以问问自己，这是不是真的是事实？有没有例外？有没有看待这件事的其他方式？你是否做出了不正确的推论？比如前面这个例子，你可能会在思考之后说："迈克尔通常都会在看电视之前做完作业。不知道他今天这样是不是有什么原因，也许他是太累了，想先休息一下。"
>
> 每当你有这类负面的想法时，你都可以把自己对它们

221

的反思记到记事本上。下面是几个例子：

◆ 我并不总是这样做，也是有例外的。

◆ 我并不是从来都不这样做，也是有例外的。

◆ 妄下结论并不公平，我应当先关注事实。

◆ 人人都会犯几回错。

◆ 回想一下，我其实很容易就能看到杯子里剩下的半杯水，而不是仅仅看到半空的杯子。

◆ 我觉得某事是这样的，并不意味着某事就真的是这样。感觉和现实是完全不同的两回事。

◆ 事情并不总是因我而起。人们做事时都有自己的动机——我不必每次都把责任揽在自己身上。

◆ 这又不是世界末日。总会有办法的。

做好计划

现在，你已经意识到自己扭曲的认知方式加强了自己错误的认知的模式。下一步就是把要解决的问题按优先级排序。改变总是缓慢的，而且你也不能期望一夜之间就打破多年来形成的模式。比较有效的方法是分辨出每一种不正常的行为模式，并专注于打破单个模式。

在决定首先需要改变哪个习惯的时候，你应当考虑几个因素。首先也是最重要的，如果你存在危害自身生命或健康的自残或自暴自弃的行为，那么，这一类问题就应该排在名单的最前面。如果你觉得身体不舒服，或者自己的处境不那么安全，那么进行内省的工作就无从谈起。同样的道理，想要放弃你一直以来所依赖的行为或思维模式也是很难的。如果你决定先处理自我伤害或损害自身利益的问题，寻求专业人士的帮助将会是一个不错的选择。

其次，你可能会想到那些影响你的生活品质的观念和行为，也就是你的家庭、事业、朋友、财务状况和住房等。例如，你发现自己经常会鲁莽地评判他人，并且你也发现你的子女对待自己你的方式与你小时候对待自己父母的方式相似，你可能就会想要就此做出一些改变。如果焦虑感阻碍了你的职业发展，影响了你的薪水并使你无法购买自己所需要的汽车，焦虑可能就是你想要处理的问题。如果你因为不能轻易相信别人而影响到了你的感情生活，你可能就会想要先解决这个问题。

心理学家亚伯拉罕·马斯洛称这个过程为自我实现的过程，也即实现个人潜力的过程。你所要经历的就是这样的一个过程。你所要采取的措施就包括找出那些阻碍你表现真我、寻求幸福的事项。到底是什么阻碍了你？

设定你的优先级并没有对错之分。当然，最好还是不要一开始就把最根深蒂固的习惯和最难改变的理念和行为当作你的目标。将还没有准备好改变的事项作为目标很有可能会导致失败。同时也请记住，专注于一个问题并不意味着完全不理会其他问题。你也可以同时在其他方面迈出一小步。选择权完全在你手中。

停下来，想一想

优先级

在记事本里将你需要处理的问题按优先顺序排列。你
最想要改变的理念或行为是什么？你有没有和治疗师讨论
过这个问题？你们是否就此达成了一致意见？

着手改变

着手改变的第一步是理解。你想要质疑的那些理念或行为
是如何产生的？作为表现出边缘型人格障碍症状的人的子女，
你对这个问题很可能会有很好的答案。

莫林成年后一直为自己的羞怯感而痛苦不堪。当被问到这
种羞怯感来自于何处时，她回答："我想，我感到羞怯可能是
因为不被容许表达自己的真实想法。我总是害怕，一旦我吸引
了别人的注意力，别人就会对我发火。我也被家长打过，但他
们的愤怒更令人害怕。如履薄冰，我想正是这种感觉让我变得
很害羞。"

莫林总是说，她有完美主义的倾向。为什么呢？她还记得
自己儿时玩吉他时曾写过一首歌，"你以为你是谁？"莫林很
自豪地为母亲表演这首歌时，母亲却说，"你应该先学学到底
怎么弹这玩意儿然后再搞这些花哨的。"她还有许多次与此类
似的经历。

"现在，我总是要么把事情做得尽可能完美，要么干脆就

不做。"莫林说，"我还保持着那种极端化的思维方式。一方面，我告诉自己，'你一无是处。'另一方面，我又对自己说，'你必须做到十全十美。'"

莫林的例子不仅告诉了我们某些想法和行为的源头，同时也让我们了解到扭曲的认知模式、非黑即白的思维以及完美主义倾向是如何形成的。

🔍 停下来，想一想

找到源头

你认为你的那些负面想法和行为从何而来？你是否能够找出这些想法、行为与你的童年的联系？你是否能够说明，你内心深处的那个批评家和你成年后的经历如何加强了这些事项？写下你对这些问题的看法，但是不要评判自己。

除了内心的批判外，还有哪些因素加强了你的负面想法和行为？42岁的唐娜认为，对未知的恐惧可能也扮演了重要的角色，"我很难在不感到恐惧的情况下思考自己的生活、反省自己，恐惧已经变成了我的一部分。有时候，你必须强迫自己做一些自己不想做的事情。用不同的方式来解释现实也让人恐惧。就好像你有了一个新的身份。没有痛苦，你就无法了解自己的身份。你变成了谁？没有痛苦童年的唐娜又是谁？没有了那些痛苦，我是不是就会成为一个正常人？"

？ 停下来，想一想

探明强化因素

你认为哪些因素强化了你的负面认知和行为？尽管这些想法和行为可能已经影响到了你的生活，但是请思考一下，它们如何使你感到好受一点。它们是否保护你不受别人的伤害？使你在被拒绝时不会伤心？帮助你提高自尊？现在思考一下，通过改变这些想法和行为，你能得到什么？你所能得到的东西是否值得你用改变过程中的恐惧和不确定感来交换？

唐娜最想要改变的一点就是，她总是以负面的方式观察世界，总是觉得别人在冷落她、排挤她、在背后说她的坏话。这种想法影响了她的自尊，使她变得更加羞怯，并使她更加难以与人交流和信任别人。这种人生观甚至阻碍了她找到新的工作。她把每次失败都归咎于自己，没过多久，她就被打击得再也不愿去参加面试了。不过，她在心里还是知道，自己必须想办法克服这一点。她的丈夫独自肩负起了养家的责任，尽管他没有抱怨，但唐娜还是觉得，长远而言这种状况是不能接受的，她也想要做出自己的贡献。

？ 停下来，想一想

后果呢？

你所持有的那些负面想法和行为有什么直接或间接的后果？你如何看待这些后果？这些后果能否成为你改变的动力？

小步前进

唐娜在决定摆脱负面的认知方式之后做了几件事。首先，她去看了精神科医生，开了些抑制焦虑的药。（本书对精神药物采取既不支持也不反对的立场，是否寻求医学或心理健康专业人士的帮助，决定权完全在你。）同时，她还向治疗师讲述了她的焦虑以及她在找工作时遇到的困难。她参加了为期1天的面试培训班来增强自己的自信，并将此作为重塑自身思维模式的一个步骤。

"最终我意识到，我只有做到不戴有色眼镜来观察这个世界，才能解决这一切问题。"她说，"如果我失去了一位朋友（她的一位朋友最近因癌症去世），我应当想，'这种事总是会发生的'，这并不是我的错。如果我没有得到那份工作，我就应当把它当作一个数字游戏——你在得到一份工作前总是会被拒绝很多次的。人人都有面试没有通过的经历。"她开始将事情看作是日常生活的一部分，而不是她的又一次负面经历。"不要太过个人化。"她说，"只有这样才对。我仍然会害怕被拒绝，这需要很大的努力才能克服。我觉得自己有两个选择：就这样生活下去，或者想办法改变。此时不做，更待何时？"

莫林尽管会感到羞怯，并且有完美主义的倾向，还是参加了一个研究生班。通过心理咨询、瑜伽、重量训练、游泳（尽管患有边缘型人格障碍的母亲说她是个"经常出岔子的小孩"，并说她从来都不是做运动员的料），她克服了自己内心的抑郁和其他一些不健康的思维模式。通过努力，她成了一个语言治疗师，并加入了一间私人诊所。她说："每天都与人打交道，这对我来说是一个转折。这就像是对我自己的治疗，某种程度上，这也是一个康复的过程。我发现，自己也变得不那么羞怯了。大家都说，我看上去很正常，很健康。但我知道自己的内心有多么恐惧。我仍然需要克服这种感觉。"关于完美主义，她表示："我现在更能容忍自己平庸的一面了。即使做得不那么完美，我也不会觉得有什么不对。我总是告诉别人，我的中年目标就是变得平庸。"

从小处着手。即使是最难搞的事情，也有它的第一步。第一步可以是很简单的小事，比如买一本书，更深入地了解这一事项（你在阅读本书的过程中已经做到了这一点）；或者上网搜索你想要了解的信息。承认自己已经在努力，即使这种努力在你看来是多么微不足道。

💡 **停下来，想一想**

战略步骤

针对那些你想要改变的东西，你可以采取哪些微小但实际的步骤？开动脑筋想一想，也可以与你的治疗师或密友讨论一下，然后把这些点子写下来。

尤其要思考一下的是，如何将这些点子整合到你的日常生活（比如说，今天下午或者明天）中。把你的计划写在纸上，如果可以的话，把它们加到你的日程表里。

内在的改变

了解你有权得到你想要的生活是一回事，真心实意地这样想，并采取行动又是另一回事。想要从心底里认可新的、更加健康的行为和方法，最好的办法就是在心里不断地重复。也就是说，练习、练习、再练习。不要等到自己感觉好些、准备好改变之后才采取第一步行动。

想象一下，你不是一个喜欢早起的人，但你想要变得更有效率，因此你决定起得更早。你定好了早上 7 点的闹铃，比平时早了一个小时。铃声响了，你想要按"稍后提醒"键，觉得再睡半个小时或者一个小时也没有问题，那样还会休息得更好。事实上，如果你起来走动一下，喝杯咖啡，洗个澡，你可能会更快地清醒过来。你在早上就可以做点事，并因为自己完成了目标而感到自豪。万事开头难。随后几天（不是每一天）早起对你来说也会变得更容易。不久之后，你甚至会发现自己在差几分钟才到 7 点，闹铃还没有响时就会醒过来。

❓ 停下来，想一想

记录变化

跟踪你的反应 —— 想法、情绪以及外表和行为的改变，并将这些改变记录到记事本里。同时，也请注意一下在此过程中别人对你看法的改变。

第9章

自信、自我、自尊

作为一个在混乱、情绪化并充满质疑的环境中成长起来的孩子，你可能会变得对周围的环境以及他人的意图都极其敏感。你对人的看法可能比你自己认为的更加准确，只要你肯相信自己的直觉。

本书前半部分所涉及的理念（超越哀伤、处理愤怒、抑制负罪感、自信地沟通、与父母设定界线、发掘真我、决定要在哪些方面做出改变）为以下3个强大工具——相信自己、设定界线、建立自尊奠定了基础。这3个工具是相辅相成的，如果不能掌握好其中一个，那么很有可能其他两个也不会很好地发挥作用。尽管会很艰难，但掌握这3个工具对你来说绝对是有好处的。它们能让你做回真实的自己，过上安全、健康、有益的生活。

相信自己

父母患有边缘型人格障碍的成年子女通常都很难相信自己的观念、判断、感情，并且也不知道什么才是正常的。造成这种因素的原因很多，其中包括在童年时自己的感受和观点得不到认可。患有边缘型人格障碍父母通常都不会通过语言和行动（安慰、拥抱、点头同意）来告诉你你在此情此景下的行为是完全适当的；相反，他们会无视、否定你的情绪，或者引导你的反应以满足他们的需求。例如，小时候，你从自行车上摔了下来，因为疼痛和恐惧而嚎啕大哭，你的父母可能会笑话你表现得像个小屁孩儿一样。因此你得出结论，自己的感受和行为是错的。

你的生活环境中可能充满了混乱与不确定性，几乎没有什么是持久的。由于经常受到质疑和动摇，要对自己的信念和想法表现出自信是很难的。

你的父母可能也不鼓励你探险、玩耍、满足自己的好奇心。你可能并没有发现，如果努力的话，自己可能会在某些方面取得成功——尽管也可能失败，不论如何，你都不会有什么损失。尽管你可能会很独立，能够自力更生，你可能也不知道自己的极限在哪里，不知道自己真正可以做什么，不能做什么。因此，你学会了不相信自己的能力和优势。

你可能也学会了要时刻证明自己的观点和感受。单说一句"我好像病了"远远不够，你还要发烧、呕吐，才能让别人相信。单说一句"我朋友的车坏了，所以我来迟了"也远远不够，你需要让别人看到事实就是如此。你有了这样的认知：你的观点和认知本身并不能够单独成立。

在许多方面，尽管你因为总是要照顾别人而比其他人早熟，但你仍然会觉得，在许多方面你都落后了，有许多东西你都还不知道，你也没有像别人那样学过那些东西。有段时间，你可能在很多方面都搞不清楚什么是正常的，什么是对的。不论是在如何整理衣柜和厨房，还是在如何应对某些社交场合的问题上，你可能都会对自己的直觉产生不信任感。

26岁的艾米莉还记得自己在大公司里的第一份工作。在一次会议之前，她告诉一位同事，她觉得这位同事的衣服不好看，衣服的颜色让她看起来很沉闷，而且太过强调她的臀部。

艾米莉回忆，"我真的觉得自己是在好心提建议。但她脸上的表情告诉我，我又搞砸了。意识到自己越界了之后，我感觉很尴尬，随后我感觉到愤怒，因为我之前没有意识到自己不对。同时，我也为父母没有教给我这些简单的社交规则而愤怒。"

作为父母患有边缘型人格障碍的成年子女，你可能也很难自己做决定。在不了解自己对某事的真实想法时是很难做出决定的。如果不能很好地了解自己的感受，如果你不愿意冒险或者太过谨慎，那么最终，你将很难相信自己能够做出正确的决定。

怎样才算正常？

需要记住的一点是，在绝大多数场合之中，并没有什么行为方式是绝对正确的。很少有什么决定是不可改变的，而且绝大多数决定也并不会带来什么可怕的后果。通常，你都会有机会重新评估并采取不同方式。在绝大多数情况下，如果你告诉别人你在重新思考之后改变了最初的决定，他们也是能够理解的。生活中几乎没有什么事是不可变更的。

斯蒂芬·法默在《病态父母的子女》（*Adult Children of Abusive Parents*）一书中建议我们，不要问什么是正常的，而是问怎样才是有效的？怎样才能把这事儿做好？这是否会伤害到我，是否会伤害到其他人？可操作性如何，是否太理想化？关注于有效性会使你远离那些外界强加的关于正常的标准。正常只是一个相对的概念，因此在某种程度上，这个词也是没有什么意义的。

追随自己的感觉

你的直觉在绝大多数情况下都会帮助你做出最好的选择 —— 你应当相信自己的直觉。作为一个在混乱、情绪化并充满质疑的环境中成长起来的孩子，你可能会变得对周围的环境以及他人的意图都极其敏感。你对人的看法可能比自己认为的更加准确，只要你肯相信自己的直觉。如果你把直觉比作内心深处微弱的声音，那么，请聆听自己的心声，相信自己的直觉，跟随你的感觉、你的第六感。即使你在怀疑自己，但事实上，你确实具有做出正确抉择的内在品质。

💡 **停下来，想一想**

你如何认知？

你的认知方式是怎么样的？试着注意一下你从别人及周围的环境里吸取了哪些信息。

你是如何理解这些信息的？例如，你是否能从身体上感受这些信号，如身体是否感觉紧绷，判定这些信息是否正确？

哪些因素阻碍了你的认知过程？你是否会怀疑自己的感觉和想法？是否会质疑自己？怀疑自己的判断然后再推翻它们？你是否在有些时候比其他时候更容易受到这种倾向的影响？例如，你是否注意到，自己在心慌意乱的时候更难做出决定？愤怒时呢？抑郁呢？疲劳、药物、酒精、饥饿、腹胀、噪音或其他因素是否也会影响你的表现？

停下来，想一想

你了解什么？

想象一个场景，你了解关于某人或某一情境的某些事实，并根据这些事实做出了决定。你如何理解这些事实？你对自己了解的事实有何感想？你在多大程度上相信自己做了一个好决定？相信自己的直觉给你带来了哪些好处？

再想象一下你不听从直觉时的情景。为什么没有跟随自己的直觉？后果如何？你的感受如何？

现实检查

在补习社交及其他日常生活技巧的时候，你可以调动各种资源来学习什么是有用的，别人会做什么，并了解对你来说什么才是健康的。

你可以问一问值得信任的朋友、亲戚或治疗师，来检查一下自己对现实的认知是否存在问题。这么做并不是要你接受他们的建议，或者赞同他们的观点。但这么做可以促使你从一个新的角度看待问题，并找到你平时根本不会注意到的解决方法。同时，别人与你相同的观点也许还会给你带来鼓励，增强你的信心，让你更加自信地采取行动。

你也可以通过互助小组或自助图书、录音带来学习对你有用的东西。伊恩今年44岁，他的母亲患有边缘型人格障碍。伊恩表示，有时候，他会觉得自己的生活里缺少一些重要信息。"但我从来都不会只说,'噢,不,我不知道要做什么。'相反,我会告诉自己,'我要学会这个。'我认为,各种形式的教育,不论是技能教育还是学院教育,都是在教授你学习的方法。我的父亲教会了我如何通过质疑来自学。我通过提问、阅读各种书籍、练习新的技巧来学习。"

？ 停下来,想一想

现实的滋味

◆ 你因为什么原因而觉得自己需要做一次现实检查?

◆ 思考一下你在检查现实时需要的资源。你期望谁或什么的帮助?

◆ 你觉得自己在征求意见时会得到怎样的结果?你是否感觉更加自信?与别人分享你的见解之后,你是否会觉得轻松了许多?记下你在分享前后的感受。

加固你的界线

界线是自我与他人的交界线。它们就像是细胞膜一样,通过选择性渗透作用让滋养细胞的水分和营养物通过,将各种毒素挡在外面。你也可以通过调节你的界线的渗透性来决定哪些事物、需求可以接受,哪些要被排除在外。界线不应该设定得太过僵硬。同时,你也应当记住,与熟人设定界线比与陌生人设定界线要容易得多。

设定健康的界线

　　健康的界线有很多的好处。它可以在情绪、生理、精神方面给予你专业级的保护。健康的界线可以使你更容易表达自己的诉求，说明自己的感受。它会容许你有意识地、自觉地做出决定，决定哪些是你需要的，哪些是你不需要的。它会帮助你接受拒绝。随着你对别人的界线更加了解，你将更有可能不将负面的反应当作是别人对你个人的攻击。你的界线还会使你不干涉他人的事务，也不侵犯他人的空间。

　　不信任自己的人很难建立起健康的界线。这种人的界线很可能是随意变动的，经常在太过强烈与太过虚弱间摇摆。你可能不知道原因，但你在独处时或与他人在一起时会感觉浑身不自在。不健康的界线会损害你信任自己和别人的能力与意愿。

打开心胸

　　界线并不总是意味着拒绝，或将别人排除在外，你也可以对那些你想要接受的事物做出许可。这话听上去可能有些讽刺，但好的界线确实可以增进你的人际关系。它可以使你接近他人，而不会感受到被吞没的威胁与恐惧。

　　因为设立了健康的界线，伊恩最终才维持住了和母亲的关系。他表示，自己所面临的最大挑战，就是在保护母亲和远离她以便保护自己之间找到平衡。设立界线使得他可以在不被母亲的言行激怒的前提下与她进行交流。他还表示，自己甚至能对母亲的经历表示同情了。

　　在边缘型人格障碍患者家庭里成长起来的孩子很可能都不知道怎样才能设定健康的界线。在健全的家庭里，家长会鼓励孩子们设定并宣布自己的界线，家长本人也会尊重这些界线。患有边缘型人格障碍的父母并不鼓励子女表达自己、设立界线。有些这样的家长会将孩子看作是自己的延伸，他们会觉得子女的界线威胁到了自己。因此，需要控制这种界线，并控制自己的子女。另一些这样的家长可能要放任得多，他们不明确子女的责任和权限，只是让子女做自己的事。也有些患有边缘型人格障碍的父母摇摆于这两个极端之间，一会儿这样，一会儿那样。

　　父母患有边缘型人格障碍的成年子女在界线问题上没有好的榜样，不仅如此，他们还会感觉自己被罪恶感和恐惧感所控制、操纵，感到窒息和被忽视。结果就导致不健康的界线和不健康的人际关系 —— 要么警惕性过高太过防卫，要么深陷其中难以自拔。

　　❓ 停下来，想一想

　　来自界线的消息

　　你在儿时与青少年时期接受过哪些关于界线的信息？回忆几个你想在家里设立界线的例子。发生了什么？你获得了什么？你是否获得了支持与鼓励，被或明或暗地否定，或者由于环境的不同遭受不同的境遇？

　　回首过往，你觉得这些经历在何种程度上影响了你设定界线的能力以及你的舒适感？

注意征兆

不健康的界线和对界线的侵犯通常会以各种微妙的方式表现出来：

◆ 深陷屈辱（生理或心理上）的人际关系之中。

◆ 滥交。

◆ 控制欲。

◆ 冷漠。

◆ 不合适的言行，使别人感觉不舒服。

◆ 在言语或身体上侵犯他人。

◆ 嘴上同意，心里却不同意；反之亦然。

◆ 感觉自己有责任解决他人的难题。

◆ 感觉畏惧或内疚。

◆ 为自己所做的承诺而感觉愤怒或怨恨。

◆ 认为自己别无选择，并因此而感觉受挫。

◆ 感觉没有价值、被无视或忽略。

34岁的苏珊表示，她所面临的最大挑战就是界线问题。她还记得自己在高中时的约会，"如果有人喜欢我，我就会觉得自己应该跟他约会。我喜不喜欢他根本无关紧要。我总觉得自己的判断是错的，如果他肯付出自己的时间，我就应该和他约会。"她还记得自己十几二十岁时混乱的生活，"我觉得自己必须搞清楚别人的问题。别人要求我什么我都会答应，即使我心里并不愿意，结果在答应之后我就会觉得心绪难平。回想起来，我的家庭是造成这一切的根本原因。人人都可以根据他们的需求按照他们想要的方式对待我 —— 我没有界线。"

停下来，想一想

你如何知道？

回忆一段你与人交往时别人越界侵犯了你的界线的经历。你当时有何感觉（心理上和生理上）？你是如何感觉到的？

停下来，想一想

哪些因素阻碍了你？

造成不正常的界线的因素有很多，除了父母教养方式的影响外，还有对失去、拒绝和抛弃的恐惧，感觉无法申明自己的需求和界线，内疚感，无法放松，过去的生理和精神创伤，尤其是那些和设定界线有关的创伤。

确定一个和界线有关的，你想要与父母解决，但还没有着手进行的事项。例如，你的母亲每次一和她的妹妹吵架就给你打电话，而你和这位姨妈很亲近。她向你倾诉一大堆，然后问你有何看法。当然，她希望你站在她的一边，想把你也搅进来。她建议你给姨妈打电话，并就姨妈对待她的方式提出抗议。

现在想一想，为什么你没有着手处理这一问题。在记事本上写下你在思考如何处理这一问题、并和父母设定界线的时候心理和生理上的感受。

伊恩的故事

几年前，伊恩觉得自己无法承受母亲的需求 —— 母亲挥霍了自己的积蓄，她希望伊恩来负责她的开销。同时，她还希望伊恩能带她去看各种医生。她的住处一片狼藉，不知道她是不能还是不愿意整理房间。尽管她需要伊恩的帮助，但每次伊恩在她身边时，她都会暴跳如雷，或者在言辞上攻击伊恩，例如批评他的驾驶技巧，在他建议她采取一些措施使公寓更整洁一些时说他是个"该死的完美主义者"。

在经过 6 个月的愤怒、挫败和不满之后，最后一根稻草在伊恩与女友争吵时降临了。女友说他看上去筋疲力尽，而且他最近都不怎么和她联系，每天都把大把的时间消耗在与他妈妈那无休止的戏剧中，根本没有精力和耐性来应付其他人。

在治疗师的帮助下，伊恩决定在一段时间内采取措施做出一些改变。首先，由于还不能确定该如何与母亲对质，他决定先拉开他们之间的距离。他不再有求必应，每次都开车带母亲去看医生，而是变得有时有空、有时没空。如果她找不到愿意帮忙的邻居或朋友，他就建议她去坐出租车。有时候，他也会打电话给住在母亲家附近的弟弟，要求他开车带母亲出去。他立了一条规矩：除非是紧急状况，否则他就等母亲打过电话之后 4 个小时再回她的电话（过去，他会马上打回去）。有时候，他要到第二天才回电话。

拉开距离之后，伊恩才发现自己多么不希望自己掺和进母亲生活的每个方面，而且母亲对他并不好。他开始觉得自己更强大了，并开始在她发出命令或忽然发怒时顶撞她。伊恩表示，母亲有时候还是会这么表现，但发作的次数与频率已经大大减少了。而且每次发作的时候，他都能够不做反应，容忍母亲了。他会在自己能力所及并且愿意出手的时候帮助她 —— 不再觉得自己有责任时刻照顾好母亲。他的女友表示，他看上去更平静、更快乐了。一些同事也注意到，他的精神比以前好多了。

使用强化工具

除了第 6 章提到的那些设定界线的工具之外，下面的一些建议也会帮助你设定健康的界线。这些工具可以被应用在你的父母以及其他与你有关系的人身上。但请记住，界线不仅仅能够将不好的东西挡在外面，它们也可以帮助你将好的东西带进（并保持在）你的生活中。

距离

你可以使用以下几个方法来疏远那些侵犯你的界线的人：

◆ 离开发生状况的地方。
◆ 情感距离。减少与他们分享的个人信息的量。限制谈话的话题。
◆ 离开房子，或者离开那一地区。

◆ 按照自己的步调来处理与他人的互动。

◆ 不（或选择性地）回信、回电话或回电子邮件。

交流

下面是一些帮助你与侵犯你的界线的人交流的方法：

◆ 不。练习一下说出这个字。记住，你在说"不"时不需要解释原因。

◆ 我。表达你的感受："我觉得……""我认为……""我知道……"

◆ 清晰地承诺。在表达你的期望和承诺时要做到清楚明白。

◆ 够了！谴责别人的侵犯行为时不要犹豫。

自我意识

健康的自我意识可以支撑起健康的界线：

◆ 了解自己。分辨清自己的感受与交往的目标。

◆ 弄清楚你的生活里需要什么。经常进行第7章的练习"圈里圈外"。

◆ 自尊。尊重自己能够帮助你维持健康的界线。

◆ 自我支持。相信自己能够做出绝妙的选择和决定。

停下来，想一想

提高技巧

◆ 上面提到的工具当中，有没有哪个特别适合你？写
下你对如何使用这些工具的设想。

◆ 你还能够想出其他的工具吗？将你的想法写下来，
并计划一下如何应用这些工具。

路途漫漫

如果你刚刚建立起的健康的界线忽然发生了改变，请不
要惊讶。这是很正常的，甚至可以说，这是一件好事。界线会
（并且也应当）随着生活的变化而变化——你获得了新的知
识，你对自己更加地认可，不再难于设定界线，你与别人的关
系愈加亲密，你的自尊越来越强，你周围的环境也在变化。

停下来，想一想

变幻无常

回忆一次你有意无意地设定边界时的情景。那时的环
境是怎样的？你有何感受？后果如何？你的决定（不论是
有意的还是潜意识里的）是如何被接受的？如果没有被接
受，你当时的感受如何，你又是如何做的？

随着你持续地建立起健康的界线，一些不那么美好的
事情也会发生。有时候，你会怀疑自己是不是在做正确的

事。有时候，即使你知道自己做得对，你也仍然会感到恐惧和迷茫。

　　设立健康的界线，并使他人了解到这一点。有时候，这会损害你与他人的关系。尤其是那些经常侵犯你的界线的人，在被阻止的时候，他们很有可能表现出负面的情绪；你也可能会注意到，某个朋友比平常更加频繁地惹怒你。这可能意味着他们过去就经常侵犯你的界线，而现在你更容易注意到这些问题。尽管你可能会怀念这些人的某些品质，并怀念与他们的关系，但没有他们的这些行为，你的生活最终会变得更加丰富而健康。以后，如果你发现这些人改变了，能够尊重你的界线了，你也可以将他们重新纳入你的生活。

建立自尊

　　简·布莱克的《更好的界线：掌控并珍视你的生活》(*Better Boundaries: Owning and Treasuring Your Life*) 一书有一个很有力的开场白："人们都会保护他们所珍视的东西。"健康的自尊是健康界线的保护伞。自尊意味着你对自己感到满意；它意味着你相信自己，并相信你在需要做决定时知道对自己来说什么是最好的；它意味着你知道（或者知道你能弄明白）在哪些条件下你想要谁或什么东西进入你的生活，哪些人或事物将被你排除在外；它意味着你能感觉到自己控制着自己的生活和选择；它意味着你在清醒而有意识地生活，而不会过分地小心害怕，或被别人所操纵。

自尊在很早的时候就会形成。尽管婴儿没有独立性，但在接受爱护并模仿他们所接受的感情与看法的过程中，也会感觉到自信与安全。另一方面，成长在不稳定的环境中，受到的照顾不足或受到各种非正常对待（在精神或生理上被父母遗弃，被随意惩罚或奖励、批评，被要求照顾父母，以及在表达自己的需求或表示自己有需求时被指责为自私、坏或者有错）的孩子自我感觉就会很糟。这些孩子在成长的过程中会从根本上觉得自己有缺陷，不值得被爱，并且永远也无法改变这种状况。

糟糕的自我感觉放大了你所受到的伤害以及生活中的阴暗面。如果有人生你的气，你就会觉得这都是你的错。如果有人与你断交，你就会觉得那是因为自己做得不好。你可能会倾向于与具有暴虐倾向的人交朋友或成为伴侣，并且因为觉得不配得到更好而深陷其中。你可能会在某种程度上觉得，你只配得到痛苦的生活，或者你不配得到幸福。

自卑有许多的危害，它会渗入生活的每个方面，并使其变得阴暗。它可能会引发抑郁、焦虑、压力、疾病、敌意、怨恨、不健康的人际关系、药物滥用、邂逅和冷漠。

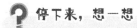

停下来，想一想

自尊与自我评估

从 0 分到 10 分，对以下每种说法的认同程度打分

（根据格伦·斯格拉底的《自尊练习册》（*The Self-Esteem Workbook*）一书改编）。0分表示完全不同意；10分表示完全同意，在回答时不要分析各个表述，只要凭直觉填上你认为最合适的数值就好。

1. 我是个很有价值的人。
2. 我具有过上充实生活所需的各种品质。
3. 每次照镜子时我的感觉都不错。
4. 我觉得自己很成功。
5. 我能够开自己的玩笑。
6. 我很高兴成为我自己。
7. 可以选择的话，我还是会选择做我自己。
8. 我很尊重自己。
9. 即使别人不相信我，我也会相信自己。
10. 整体而言，我对自己很满意。

注意所有5分以下的选项。思考一下，你在这些领域的想法与感受是否影响了你的自尊。在记事本里记下你的反应。

占有欲

占有欲这个词通常都是贬义的。它被用来形容那些认为自己应当拥有某样东西，但实际情况却不是那样的人。但是，当涉及幸福、美满的时候，一定程度的占有欲却是健康的表现。如果你没有足够的自尊心，你就很难感觉到自己有权占有什么东西。

雅伊梅还记得，自己如何因为自卑感而觉得自己不配得到任何东西，"这影响到了我的物质生活，我在给家人朋友买贵重的礼物和给各种组织捐款时从来都不会犹豫。可一到给自己买东西的时候，我就会变得很吝啬。我的大多数衣服都过时了，但我觉得并不需要去买新的。我的家具都是研究生时买的（至少有 10 年时间了），但我觉得都还过得去。我的桌子是可折叠的，而且是折扣店的便宜货，看上去也还成。我有钱将它们全部换新。在努力使我的自我感觉更加良好之后，我才开始意识到我完全可以将它们都换成我喜欢的新产品。我不需要仅仅满足于'过得去'和'还成'——我可以拥有一个衣柜、一间起居室以及一个自己喜欢的办公室。"

💡 停下来，想一想

你有权

想一想你可以通过做哪些事来表明你有权过得好，有权享受生活。这些事情应当包括你在物质财富、友谊与人际关系以及健康方面可以做出的改变。例如，你可以在日程表上空出更多的时间来和能使你开怀大笑的朋友相处（或者少花些时间与让你不高兴的朋友相处），或者在换季时买一件新外套，而不是仅仅买几个配饰来搭配老外套。你可以实现一直以来的愿望，买个新床，或者重新粉刷卧室。你可以报个瑜伽班，尽管马上就要过节，你还要留预算给其他人买礼物。

目标

自尊通常还会通过错综复杂的关系与目标联系在一起。健康的自尊心不仅能够帮助你理清自己的想法和需求，它还能够使你建立起对自己的信心，并相信自己能够实现目标。同样，拥有目标也会使你对自己有信心，相信自己的能力。不过，如果你不清楚自己的目标呢？如果你放慢脚步，倾听自己内心的声音，并好好想一想，很有可能你就会找到自己的目标。

你是否有过这样的经历：你十分专心于某件事，以至于你根本没有注意到时间的流逝？有没有哪件事极大地改善了你的情绪，让你在心里暗想，"哇哦，这真有趣"？这种全身心地投入到某件事情之中的状况常常被称作专注。并不是任何活动都会使你专心致志，所以，如果你有这种感觉，这很可能就表明你正在做自己喜欢或擅长的事。表明相同意义的线索还有：你在做那件事时感觉更好，感觉对自己更有信心，并且你想要与他人分享并教别人如何去做。

💡 **停下来，想一想**

你的目标是什么？

如果你不清楚自己的目标，那么你可以思考一下下面的问题：

◆ 什么事情可以使你摆脱不好的情绪？例如，听音乐、写作、阅读、照看孩子、唱歌等。

◆ 你热衷于哪些活动？

◆ 你的朋友们有没有说过你"天生就适合"做什么？

◆ 你最满意的经历有没有什么共同的主题，这其中是
  否有牵涉到帮助他人或者用独特的方式展示自己？

写下你对上面提到的那些活动的感受。

如果那些活动能使你感觉到目的性或帮助你实现目标，
想出3种可以伸你更多地进行那些活动的方式。你小算如
何将这些活动更进一步地整合进你的生活里？

应该，不应该？

如果说有一个词可以使你远远地绕开自己的目标，那么这
个词就是"应该"。应该暗示了责任，它表示事情是外部强加
的，而不是（由你）选择的。应该表明，你需要按照别人的标
准生活，而不是按照自己的。

如果没有强烈的自我意识，不信任自己，没有健康的界
线，别人的价值观就会很容易地影响到你的价值观和人生观。
在日常生活中，应该会压在你的肩头，时刻提醒你，你没有
按照应该的样子生活。下面这些陈述对你来说是否似曾相
识呢？

◆ 我不应该自私。

◆ 我应该做一个更好的父亲／母亲／爱人／朋友。

◆ 我应该更加专心。

◆ 我应该做一些更能赚钱的事。

◆ 我应该回家了，他正在等我呢。

◆ 我不应该这么快就生气。

◆ 我不应该这么快就下结论。

◆ 我今天应该去工作——我病得没那么厉害。

◆ 我对他应该更耐心一些。

停下来，想一想

你应该吗？

回顾一下你生活中的某个领域——人际关系、家庭生活、社交、文娱活动、工作、职业生涯、自我提高、创造性活动、性生活、政治、社区活动、宗教活动、财务、你的外表、营养、健身或者精神面貌等。写下你应该做的事。

然后把每一句应该的说明改写为能够反映你真实感受的宣言。不要用"我应该""我不应该"，试试"我更喜欢""我宁愿""我想要""我愿意"。

身心合一

良好的情绪与生理健康、心理健康、心智健康息息相关。想象一下，你的心灵、身体、精神都是你的组成部分。如果其中一个部分受到了损伤，另外两个部分也不会很舒服。例如，如果你感觉抑郁，你的好奇心就不会很强；你也更有可能受到疼痛、胃病等生理问题的困扰，你的潜力也不会很好地发挥出来。另一方面，如果你快乐、乐观，你就会去寻求挑战，你会想要学习，你的感觉也会更好，精力也会更加充沛。

心灵

　　滋养心灵的方法数不胜数。你可以参加学习班，学一项新技术，自愿承担新的责任，负责新的项目，重温过去学过的某件乐器，或者学习演奏新的乐器。你可以加入社区乐队、合唱团或者剧社。如果对某方面的内容感兴趣，你可以订阅相关方面的杂志。你可以做填字游戏，加入网上论坛，参加非营利组织并贡献自己的时间。有时候，仅仅是让身体得到休息，回顾一下白天（这一周、这一年）发生的事也能使你的心灵得到滋养。

停下来，想一想

心灵滋养

　　你会通过哪些方式来滋养自己的心灵？你还想到什么新的方式了没有？制订一个计划，上面应该包括如何花更多时间来从事你喜欢的活动和新增加的活动。

　　在记事本上记下你所注意到的改变。

身体

尽管本书主要关注你的想法和感受，但身体因素也是决定你是否能够从童年的伤痛中痊愈的关键因素之一。照顾好自己的身体，这会使你的康复之路更加平坦。

健康饮食。尽管这话有点老生常谈，但它却是事实：食物和水与你的身体间的关系就像汽油和汽车的关系一样。健康的饮食应当包括大量新鲜的天然食品，富含碳水化合物、适量的蛋白质、少量脂肪（尤其是动物脂肪）、糖类以及盐。远离所谓的快速减肥餐（这类餐食并不健康）以及不能提供均衡营养的餐食。互联网上、书上、杂志上、医院里到处都是有关营养学的信息。如果你对前后矛盾的信息拿不准（很不幸的是，这种情况经常都会发生），就去请教一下专业人士吧。

锻炼。常规的有氧运动可以缓解抑郁的症状。即使你不抑郁，锻炼也会使你感觉更好。体育运动可以改善血液循环和氧气运输，达到清理思维、释放压力的效果。如果你没有锻炼，请先去寻求一下医生的意见，然后再慢慢开始。设定好切实可行的目标。如果你习惯于久坐不动，马上参加一个90分钟的有氧运动训练班绝对是弊大于利。你会发现自己很难跟得上节奏，课程结束之后你会觉得全身酸痛，而这很有可能会挫伤你的积极性。相反，如果你逐渐提高运动量，你就会更容易坚持下来。如果可能的话，约一个朋友和你一起锻炼。另外请记住，锻炼并不一定意味着要在健身房花费几个小时的时间。只要是你喜欢的活动，不论散步、健步走、自行车、游泳、跳舞、跳绳、溜冰还是轮滑都会产生不错的效果。最后，不要指望一夜之间就会发生戏剧性的变化。

充足的睡眠。童话故事里说，睡魔会在夜间潜入房中，将沙子洒在孩子们的眼睛里使他们陷入睡梦之中。不要阻止他。如果没有充足的睡眠，你就会变得疲劳而易怒。你的免疫系统也将会受到影响。你会变得没有耐心，你也更有可能会发生事故并变得健忘。许多人都需要至少每天 8 小时的睡眠；有些人需要的睡眠时间还要再长出两三个小时，另一些人则只要 5 小时的睡眠就会满足。看看多少小时对你来说比较合适。如果你经常在夜里醒来，或者你在早上并没有感觉到神清气爽，那么就去找个睡眠专家看看吧。某些疾病及某些药物，例如抗抑郁药物、酒精、睡眠呼吸暂停综合征等都会影响到你的睡眠质量。

停下来，想一想

照顾好身体

你会采取哪些措施来照顾好自己的身体？你还想到什么新的方法了吗？制订一个计划，至少在营养、体育锻炼、睡眠这三个方面每方面都采取一项新措施。有些措施极其简单，例如买一个更舒服的枕头、每天多喝一杯水，或者每天早上多走几分钟。

在记事本里记下你所注意到的改变。

精神

对每个人来说，精神这个词的意义都有所不同，它的意思可能是遵从传统，可能是相信更高级力量的存在，也可能是遵从能使你感到内心平静、找到内在归属感的直觉的引导。有些人喜欢去教堂，另一些人则喜欢在海边看日出。有些人通过注意日常生活里的美（邻居家门口漂亮的花瓶、办公室里的绿色植物、下午茶时巧克力的香味、子女从学校带回来并骄傲地向你展示的蜡笔画等）来获得内心的平静。还有一些人通过冥想或静坐来抚慰自己的精神，即使每天只花那么几分钟。

停下来，想一想

精神滋养

你会采取哪些措施来滋养自己的精神？你还想到什么新的方法了吗？制订一个计划，其中至少应该包括一项新措施，不论这些措施有多么的简单。

在记事本里记下你所注意到的改变。

第10章

从头开始，做自己

记住，你不应当期盼自己的父母改变。但你可以改变，而且你也应该改变。

本书中所描述的康复过程不是线性的，也不是有始有终的。你在达到某一点之后坐下来，说："终于全部完成了。"这种情况不太可能发生。实际上，你所致力于解决的那些问题很有可能会在你面临新的环境或新的人时（以及故人离开你的生活时）反复发作。

尽管你在努力解决这些问题，并且也取得了一些进展，但你可能总是会感觉到心灵深处残存的那点悲伤或其他情绪。有些时候你会感到特别难受，觉得自己好像倒退了几步。有些时候你会怀疑自己到底是不是在做正确的事，不论你的反应是否正常、典型或者至少是理性的、可被理解的。这些想法都是正常的，甚至也是健康的。它们表明了你在成长。这么想吧：你扭伤了脚踝，每次天气变冷变潮，你都会感觉到一阵疼痛。但这并不意味着你会在天气晴朗时因为脚踝上的旧伤而放弃跑步、跳舞等活动。

随着时间的流逝，你将注意到自己的改变。当遇到过去常常遇到的情景时，你会发现自己采取了不同的（更好的）应对方式，这时你就得到了自己的报偿。当有好事发生，你终于可以完全享受这一结果，觉得自己完全有权获得这种结果，并看到自己为此所付出的努力时，你就得到了自己的报偿。当别人称赞你的改变，说你变得更健康、更快乐、更容易相处，或者说"你变得和以前不一样了"时，你也得到了自己的报偿。

　　记住，你不应当期盼自己的父母改变。但你可以改变，而且你也应该改变。"我知道我必须努力，我必须为自己的感受负责。"31岁的麦说，"我并不指望事事完美顺心。我知道，天上不会掉馅饼。如果我需要什么，我就要为此付出努力。我的生活正变得越来越好。所以我一定是在做正确的事。"

　　如果你注意到了正在发生的改变，请在记事本里记下来。这样，随着时间的流逝，你将看到自己所取得的进展。你也应该为所取得的进展而奖励自己，艰苦的努力需要奖励。请记得经常评估一下自己的状态，并确定下一步目标。然后重读本书，或者重新看一看相关的部分。你会发觉，每次使用本书，你都会注意到不同的部分，并根据当时的情况从中吸取新的养料。评估、计划、行动，这是一个不断进行的循环。每一次积极的改变、每一次成功都将加强你的成绩，你将会注意到，每经过一次循环，你的洞察力都会变得更强。

人际关系

　　本书绝大多数内容所关注的都是你，这都是为了使你更加了解自己的经历，并促使你做出积极的改变。边缘型人格障碍的诊断标准中有几条就着眼于人际关系。因此，书中所介绍的各种技巧在帮助你消除童年生活对你影响的同时，也可以被应用在你与他人的关系之中。成年子女们经常表示，他们的经历在以下方面影响了自己的人际关系：

◆ 希望自己十全十美，并用这种（脱离现实的）标准要求别人；匆忙地下结论，给别人贴标签。

◆ 非黑即白的思维，这使你无法看清别人的真实面目，因为每个人都有灰色的一面，都有他们的特点、个性、天赋、特长和弱点。

◆ 很难与所爱的人交流（一位女士发现，比起与丈夫直接谈论敏感的话题，她更愿意把自己想说的话写在纸上并用磁铁贴在冰箱上）。

◆ 害怕被遗弃或被拒绝（一位女士还记得，自己在刚结婚的时候经常会因为丈夫偶尔和朋友出去喝酒而大发雷霆；另一位女士则还记得，每次丈夫出差回来，因为太累而不愿意做爱时，她都会觉得这是因为她自己的吸引力不够）。

◆ 认为人们总是在生自己的气。

◆ 不喜欢身体接触，尤其是意料之外的接触和带有性暗示的接触。

◆ 在人际关系中处于极端不平等的地位。

◆ 觉得自己应该为他人的情绪负责，并觉得自己有责任使他们感觉好受一些。

停下来，想一想

超越自我

思考一下，你在阅读本书的过程中所识别出的那些负面的想法和行为在哪些方面影响了你的人际关系。回顾一下自己与亲人、朋友、同事之间的互动。

你并不孤单

有一点很关键，不要忽视朋友和伴侣在你的康复过程中所起的作用。尽管你会有这种感觉，但事实上，在康复的过程中，你并不是孤单一人。"你总是感觉自己与别人不一样。"44岁的罗尼说，"父母酗酒的孩子会觉得自己与别人不同，我也有这种感觉。但事实上，和你具有相同感觉的人有很多。他们都有和你相似的经历。"

即使其他人的经历与你不同，他们也还是能够帮得上忙的。康复并不意味着有一天你会忽然发现自己已经全好了，然后你将开始到外面的世界中与别人交往。真实的顺序实际上是相反的。你需要通过于人交往来提高自己，来学习信任，来学会质疑，并从中获得改变和成长的动力。

"我并不孤单。"47岁的瑞秋说，"治疗师、我的妹妹和我的朋友们都给了我不少帮助。尤其是我的丈夫，他起的作用最大。而我也很满意自己现在的生活。尽管过去有一些不如意，但我确实变得更强、更快乐了。"

"我希望，有一天我能够真正对我的丈夫充满信心，不再觉得自己需要做点什么才能够赢得他对我的爱。"36岁的米舍利娜说，"他对我有很大的影响力。我经常征求他的意见。我最好的朋友给我提供了宝贵的精神支持。我的治疗师帮我重新认识了自我，并使我明白什么对我来说才是最好的。另外一位好友使我认识到了界线和责任（不论是我自己的还是别人的）的意义。"

寻求支持

优秀的治疗师是康复过程的关键。去找一个了解边缘型人格障碍，尤其是了解父母患有边缘型人格障碍对子女成长影响的治疗师吧。兰迪·克莱格的网站（www.BPDCentral.com）上列出了一些问题，你可以向治疗师询问。通过这些问题，你将了解这位治疗师是否熟悉并善于处理与边缘型人格障碍相关的问题。你也可以通过联系你的保险负责人、询问你的心理医生、家庭医师或朋友来找到合适的治疗师。

友谊——健康的友谊——对康复过程来说也是至关重要的。朋友可以与你分享你的成功、失败、欢乐、忧愁；他们可以认可你的感受，聆听、尊重并支持你。如果你的朋友不能提供这些支持，也许你需要重新评估一下这段友谊，考虑一下是不是应该摆明事实、与他们减少联系，甚至与他们断交。如果你的朋友指责你的感受不正确，随便评判你，无视你的反应或只诉说不倾听，那么他们很可能不是和你交往的最佳人选。人们有时候会下意识地寻找与他们那患有边缘型人格障碍的父母具有共同点的人来做朋友；他们很熟悉这些人的行为以及这些人交往的方式。你不能选择你的父母，但你可以选择你的朋友。别人粗暴对待你时，你不需要容忍（即使对方是你家的成员你也不需要）。如果你做出明智的选择，你就能够像在正常的家庭里一样和你的密友们互相支持、互相爱护了。

停下来，想一想

明智的选择

你希望你的朋友具有哪些品质？回忆一下你与密友的关系，他们是否具有这些品质呢？

如果你很难交上朋友（很多成年子女都有相似的问题），请想一想，你可以通过哪些方式使自己变得更易于亲近。在记事本里写下这些方法，并写下你对这些方法的应用计划。例如，"对于想要进一步了解的人，我觉得与他们共进早餐或喝咖啡会使事情变得容易一些。事实上，我打算这星期就邀请我的同事玛丽莲去咖啡馆。"

仔细想想的话，你会发现，有很多人和事都能够帮助到你，助你一臂之力。除了值得信赖的治疗师、伴侣和密友、亲戚之外，你也可以参加互助小组。你所居住地区的心理健康服务项目里可能就有一些互助小组来帮助那些患有心理疾病的人士。尽管网上论坛并不能代替现实生活，但论坛确实是个让具有相似经历的人交换信息的好地方。

发出请求之后，你可能会大吃一惊，原来自己可以得到这么多的支持和理解。

发现亲密关系中的模式

发现自己过去的亲密关系里总是有一些不健康的主题，这对父母患有边缘型人格障碍的成年子女们来说并不新鲜。例如你可能会选择在言词或肉体上攻击你的人、具有边缘型人格障碍症状或其他心理疾病的人或滥用药物的人作为自己的伴侣。你的伴侣可能并不能够肩负起相应的情感角色，这使得你们的关系无法进一步深入。也许，你还会忽视自己的需求和喜好——你与他人约会或结婚，仅仅是因为对方希望你如此。

停下来，想一想

模式

回忆一下你的人际关系里的模式。思考一下，你喜欢什么样的伴侣，你们的关系是如何开始的，又是如何结束的，你们如何对待彼此。你们之间的关系是否在绝大多数方面都是双赢的？你们之间的交流情况如何？你们是否会粗暴地对待彼此（单方面或双方）？你又是如何应对分手的？

造成负面行为的原因有很多。例如缺少好的榜样，这使你无法了解健全的人和健康的人际关系是什么样子；感觉自己不配得到健康的人际关系，你可能会觉得自己不值得被爱，不相信自己能够找到一个真正关心自己的人。你无法想象自己与另一半在一起时的样子，这可能是因为你的父母将他们的计划投射在你身上，或者他们将那种自我贬低的感觉以及对被抛弃的恐惧投射在了你身上。在成长的过程中，你可能一直在接受负面的信息，例如"男人只关心一件事""女人都在等着钓大鱼""别人总会在背后捅你一刀"。你可能会因为自己的感情生活幸福美满而感到内疚。生活太美好时你也会担心，灾难迟早会发生，所以你总是降低自己的期望值，并且总是与任何人、任何事都保持着一定的距离。

 停下来，想一想
关于感情生活的信息

◆ 在成长的过程中，你接受过哪些关于爱、浪漫、感情生活、性和婚姻的信息？将它们写下来。

◆ 回忆一下这些信息的来源（父母、家庭、电视或其他媒体、风俗习惯、老师、朋友等），以及你是如何开始相信这些信息的——是什么因素加强了这些信息在你心目中的地位，并使你确信它们都是真的？

◆ 在记下每一条信息的同时，写下你对它们的质疑。例如，"男人只关心一件事。""当然，有些男人确实只关心那件事，但还是有很多男人会将另一半作为一个完整的人来欣赏，希望自己能够与另一半交流，并得到另一半的陪伴。"

◆ 考虑一下，这些信息对你感情生活中的那些模式起到了怎样的作用。

掌控你的期待

你所接受到的那些信息决定了对伴侣和感情生活的期望。对于那些在童年期没有得到足够照顾的人来说，亲密的人际关系很有可能会给他们带来自己在儿时一直渴望的东西。

尽管亲密的伴侣关系会给你带来滋养和爱意，但期盼或命令你的伴侣提供滋养和爱却是不现实的（也是不公平的）——爱会随着关系的发展自然而然地产生，拔苗助长不会有什么好结果。对亲密关系不切实际的期望还包括：利用这种关系来证明自己的价值或吸引力，想要通过这种关系来增强自己的自信，让另一半在金钱上支持你、照顾你，报复前任，怀有其他的目的。

另一方面，对亲密关系的正常期望包括在多个方面的互惠互利：支持、陪伴、耐心、尊重、接受、爱、性快感、照顾子女的义务（如果有孩子的话）以及奉献。所有的亲密关系，不论是朋友、亲戚还是伴侣（以及邻居、同事等），都需要人们的付出和奉献。这对你来说是一个挑战，有时候，你甚至会因此而打退堂鼓。但你肯定会发现，这一切都是值得的——回报绝对对得起付出。有了对方的支持，你就可以纠正那些你甚至都没有意识到的负面模式。知道有别人的支持，你在冒险时就会更有信心，不论结局如何。你会更愿意打开心扉，结交新朋友，做以前没有做过的事，并因此而感到前所未有的满足。

致　谢

　　很多人为这本书诞生做出了各种各样的贡献，如果没有他们，这本书就不可能付梓出版。我的经纪人斯科特·艾德斯坦在本书的编辑过程中，和我们分享了他的激情、天赋、敏感，他还有知道在何时发出为人鼓劲儿的语音信息的古怪能力。他就是上天赐给作者的礼物。我还要感谢弗雷达。我曾在报纸上发表过一篇关于边缘型人格障碍的文章，这篇文章触发了我的灵感。如果没有她的帮助，我的这个灵感就不可能变成你手里拿着的这本书。她了解了我那粗陋的想法，从一开始就提出了许多宝贵的建议，并提出了不少温和而又富有建设性的批评。在本书诞生的过程中，她自始至终都保持着激情与同情心，并与我们分享了她的专业经历（我知道自始至终这个词听上去有点假，但事实就是如此）。她是一位能够激发他人灵感的导师，一位愿意时刻待命的治疗师，在写作本书的过程中，她也成为我的挚友。兰迪所照亮的道路让后来人的工作容易了不少。贝瑟妮、凯丽、黛比、芭芭拉和史蒂夫为我们提供了持续的、无条件的支持和友谊。感谢路易斯那敏锐的洞察力；感谢那天在沙滩上听我倾诉并煽动起我写作热情的路人；感谢我的父母，他们用自己的方式鼓励我写作。最后，如果没有那些愿意与未知的陌生人分享他们的时间、知识和故事的各界人士，这本书就不可能完工。谢谢你们，谢谢。

金伯利·罗斯

　　首先，感谢我的共同作者金伯利，这位集勤奋、幽默和同情心为一身的人极大地启发了我的灵感。感谢各位老师、顾问和管理人员，以及我的各位同事，尤其是在纽约医院康奈尔大学医学院和凤凰研究院工作的同事，谢谢你们教会我在高标准工作的同时还保持一颗富有关怀和同情的心，这对我而言非常重要。感谢在各地使用DBT疗法的同事，尤其是玛莎·林汉博士、辛迪·桑德森和查理·斯旺森，你们激励了我，并教会了我生活的辩证道理。最重要的是，感谢我在纽约和芝加哥的客户，感谢你们与我分享你们的挣扎，感谢你们在成长道路上所表现出的希望、毅力和决心，是你们让我知道了什么是真正的勇气。最后，感谢不断为我提供反馈、灵感，鼓励并帮助我使用电脑的哈维。

弗雷达·弗兰德曼

出版后记

人是废墟上的神

A Man is a God in Ruins

　　《与内心的小孩对话》2011 年中文版首次出版，2017 年再版，2023 年第三次修订出版。

　　人类之所以是人类，而不是猴子，就是因为人类有文明。文明与天性之间如何协调、如何平衡、如何让每一个个体都活得更舒服更自在，而不伤害到其他个体，这是一个永恒的追求。心理学之所以不等同于鸡汤，不等同于宗教，不等同于政宣之类的口号，是因为它是一门科学，可以用来解决实实在在的问题。

　　这本书致力于解决"童年创伤"。书中提到的"父母"，并非普通父母，而是患有边缘型人格障碍（BPD）的父母"，这是一个医学词汇。严格来说，这是一种精神疾病，与此相关的出版物大多数都是临床治疗方法，属医学专业书籍。

　　《与内心的小孩对话》不是医学书，也不是关于 BPD 治疗的书，而是专门为在 BPD 家庭中长大的人（正常人）给予建议和帮助的书。换句话说，生活中的"性格偏激""情绪极端""喜怒无常""不可理喻""暴力倾向""致瘾成性"等特征描述的人群，长期而隐性地伤害着身边的正常人（尤其是朝夕相处的家人），这是极大的精神困扰。这本书的正面作用就是帮助这些受到伤害的人从困境中摆脱出来。

弗洛伊德说过："人的创伤经历，特别是童年的创伤经历，会对人的一生产生重要的影响。悲惨的童年经历，长大后再怎么成功、美满，心里都会有个洞，充斥着怀疑、不满足、没有安全感……"

假如一个人从小由 BPD 患者抚养长大，成年后，幼年时埋下的童年创伤至少会带来五个方面的困扰：

● 与上一代（老年父母）的关系

● 与爱人的关系

● 与自我的关系

● 与社会的关系

● 与下一代（幼年孩子）的关系

分别相对应的社会问题是——

■ 上代的亲子关系

■ 爱情婚姻

■ 性格形成

■ 职业发展

■ 下代的亲子关系

这五个领域，刚好就是一个人能够立足于世的五大基石。基石严重受损、伤痕累累的普通人想要走出童年阴影、建立全新的生活，励志鸡汤美文并不能真正解决问题，得靠心理学专业知识和经验来给予行动辅助。

2019 年，我参与发起"与内心的小孩对话"读书会，有机会与 221 名读书会同学展开了为期 3 个月的学习探讨、近距离家庭观察、聆听真实的读者。这个过程给我触动很大，甚至比这本书首次出版时更加震撼我，也让我再次思考心理学的核心价值。

我们在读书会的群里交流案例时，最震撼我的，就是孤独与孤独之间的共鸣，那种共鸣如此热切和强烈，原本只是一群陌生人，却能马上消弭心理距离，感同身受 —— 只有同类才能理解的、复杂的、极端的、羞愧的、否定的、自责的感受。

童年创伤带来的不只是伤痛，还有孤独。没有同样经历的人很难理解，童年创伤具体意味着什么、会带来什么样的痛苦。即使丈夫或者妻子，往往无法真正理解他的痛苦和艰难，这样的人往往一生都伴随着挥之不去的孤独感。

心理学不应该仅仅是理论，更应该是实践，是生活场景中一些具体而微的"发生"，这样的心理学才有意义，这样的心理学书籍才不是空的。交流的意义不在于正确，而在于启发。

"与内心的小孩对话"读书会的讨论和问答，有些提问我觉得可能存在普遍性。涉及隐私，我将问题略去，从我的发言中提炼了一部分，希望也能对本书读者有用。

1

对孩子的不满和恐惧，归根结底是不能面对自己无能的恐惧。

对父母的不满和恐惧，只能说明一件事：没有被父母好好地对待过。

对自己的不满意，也是恐惧，很容易再把恐惧投射到孩子身上。

2

你怀有恐惧，说明你还没有真正做到独立。也许你早就不依赖父母生活了，但心理上仍然没有做到精神独立。"无能"有时候只是"习得性无助"，被无形的笼子框住了。外人看起来会觉得很可笑，因为那个框住你的东西实在不堪一击，可是你的成长经历让你恐惧这个笼子，没勇气去打破它。

3

很多人最害怕的一点，就是在自己孩子身上看到自己（或父母）的缺点。因为那个是深深的烙印，真正烙印在心里的东西。其实，那些缺点无足轻重，算不了什么，但自己的心理阴影加深了恐惧。

4

"消极抵抗"也是一种抵抗，有积极的意义。

比消极抵抗更糟的是，被洗脑。

5

BPD 擅长把善待他的人当工具，以达到自己的目的。

老老实实告诉他我做不到就行了。亲人是亲人，较量过了，相处模式改变了，仍然是亲人。

6

"不肖"不是"不孝"。

"不肖"的意思是"不像"。

在古代，做儿女的有义务"像"父母（主要是像父亲）。

在现代，子女没有这个义务去"像"父母。子女不是父母的复印件和应声虫。

7

家庭关系的复杂就在这里。

如果有人说："我自私自利，你们都来满足我呀！"你会心甘情愿地满足他吗？

换成这样说："都是为了你啊！"你就心甘情愿去满足他了。

8

父母的童年和青年时代有历史和个人悲剧，可以理解。他在承受他自己命运的痛苦。每个人都得承受自己的命运。但是，要看到一点：他的命运痛苦，并不是由你造成的。站在他的角度，他也只是想让家人理解自己的痛苦，未必就是想让家人也跟他同样痛苦。

9

玻璃心意味着拒绝沟通。如果一个人情感脆弱，碰不得的那种脆弱，其他人得像爱惜娇贵的瓷器那样小心翼翼，那么，疏远几乎是一个必然结果。否则你就被他吞噬掉了。

物理距离有好处。当心理空间撑不起来的时候，物理空间是非常有用的。

10

"行尸走肉"，是说家里有个边缘型人格障碍患者，喜怒无常。在这样的家庭里只有内心麻木如行尸走肉才能活得下去，不然太痛苦了。

11

"另一只靴子"，形容战战兢兢、如履薄冰的一种状态。因为边缘型人格障碍患者喜怒无常，天晓得下一次什么时候发作。所以在这种家庭里生活的人时刻提心吊胆等着另一只靴子掉下来。

12

BPD跟"脾气坏"不是一回事。有的人天生脾气坏，但那是两回事。BPD是一种病，长期生活在不健康的环境里，就容易患病。心理疾病跟身体疾病类似，虽然折磨人，但这不是他的错。你会因为自己的亲人患癌而责怪他吗？同理，也不要因为他患了BPD去责怪他。患病的人不自知，其实也很可怜的。能治就治，按照书里的方法去做。

13

并不是BPD家庭中的孩子就一定会是BPD。有的人天生抵抗力强。人的意志、人的能力、人的可塑性，其实非常惊人。

真正的BPD都不认为自己是BPD，不是讳疾忌医，是完全意识不到。这是一个悖论：跟BPD生活在一起的人，常常是被BPD带去看医生的人。

比如说，青少年被父母带去看心理医生，父母觉得孩子心理不正常，或者孩子在学校行为异常被要求家长带去心理矫正，这种案例中，心理医生就可能会诊断出一个父（母）而不是孩子BPD。孩子的怪异行为是因为活得压抑扭曲，活得压抑扭曲是因为家里有一个BPD父母。

14

关于和自己的关系，自洽、自愈是非常重要的。内心不能自洽的人，即使在外界取得至高成就，他自己也是充满矛盾感觉不到幸福的，或者说，他的幸福感非常漂浮薄弱。自己不爱自己，是没有能力去爱别人的。

15

一个人不能选择自己的父母，不能选择自己的孩子，唯独婚姻是自己选的。夫妻感情，是最值得好好用心去对待去经营的，没有之一。至亲还是至疏，都在自己的手里，由两个人共同来完成或决定。

16

真正的和解，不会留下任何遗憾。

和解的前提是真诚，而不是形式上的表达。

妈妈用自责的方式化解掩盖她自己的内疚感。这并不是真诚的道歉。看起来她自责，其实她也是在自我逃避、自我卸责。因为她一自责，你就无法指责她，甚至还要你去同情她可怜她安慰她。你们母女之间长期建立的这种模式无益于你，也无益于她。

妈妈的自责里隐藏着欺骗，这是你俩都不愿意面对的，也是你俩痛苦的真正根源。你一直苦苦寻求一个确定感：父母为什么要"抛弃"我？他们是真的没有能力抚养吗？你需要找到这个真实的答案，哪怕这个答案会让你失望。

更进一步，妈妈的自责，你为什么会难过？这明显不属于你的错。她的内疚，为什么会变成你的难以承受？你好好想想。为什么父母的幸福需要孩子来给？难道不是反过来孩子的幸福由父母来给吗？

被抛弃感通常与"自我贬低""自我价值怀疑"捆绑到一起。

被抛弃的人常常觉得是自己做错了什么，或者不配得到爱。你有没有发现你一直在试图努力讨好你父母。最后选择逃避，是因为你发现自己能力有限，无论如何都讨好不了父母。而你无法真正回避，你还是想讨好他们。

现实生活中，你有没有总是觉得自己不值得被别人爱？你总是努力想做点什么去交换别人来爱你？

17

如果你在家里"无所不能"，一定会挤到家里的其他人。其他的家庭成员会被你挤到一个角落里，非常受限，这就是我说的"局囿"。"囿"这个字很有意思。看起来里面的世界什么都有，但是呢，外面围了一圈，像不像被关起来了？

18

很多人都缺乏"愤怒"一课，不太会正常表达愤怒。当愤怒实实在在存在时，如果不能外在表达发泄掉，它会转化成内在攻击。"看得见"的愤怒，如果不合理排解掉，会转化成"看不见"的愤怒，甚至会变成身体的疼痛和疾病。

19

荒谬的感觉，背后也是有逻辑在。人的感觉能强摁下去，背后的逻辑摁不下去。所以，内心说"不原谅"那就是"不原谅"。

20

拟一个名单吧，你想原谅谁，不原谅谁。你可以说出来，也可以不说出来。

21

踏踏实实的生活是治愈童年创伤的一味良药。

22

一个人年幼时从自己的家庭里没有得到过真心对待，他就不会再愿意付出真心。人到中年，问题慢慢会显现出来，这是很正常的。如果有机会，对彼此的童年、成长路径做一个系统梳理，或许是重新理解婚姻的一个很好的契机。你对婚姻认识的高度不同，理解的深度就会不同，相应的，感情层次也会与之前有所不同。

23

童年过得不好的人，常常需要拿婚姻、孩子和工作来补心里的大窟窿。相反，童年幸福的孩子，童年的幸福感会给生命和生活注入源源不断的力量。

24

你的父母，最亲密的关系，都背叛了你的感受。你对其他
关系也会产生警惕。这个事情最糟糕的地方，就在于它没有逻
辑。如果是一个天天打你骂你的妈妈，你反而不会受那么大的
打击。这个冲击是猝不及防的。对亲历者来说，一场没有逻辑
的灾难，太可怕了。非亲历者并不能感同身受这种痛苦。借用
地震幸存者来说明。地震幸存者想要达到效果比较好的心理重
建，一个是撤离，一个是重建正常有规律的生活。灾难过后人
们最渴望的事情是——重建秩序。包括有上下班的工作、有
治安执法的社会、有远近亲疏的家庭和社会关系。秩序，意味
着回到了逻辑社会，有安全感。

25

有边界就没有安全感。树立界限，最难的部分还是对自己
的父母。一旦突破了这个心理障碍，其他领域其实都还好了。

26

中国式的应酬，能不能理解成"没有边界"？中国式的过
年，好像也是浓缩了边界冒犯的精华。有些家庭年年过年年年
吵，就是边界问题没有解决。边界问题的处理，完全看人。有
的人处理得特别好，有的人就处理不来。根据我的观察，处理
得好的人，主要是分寸拿捏得到位。处理得不好的人，面对这
些琐事就陷入教条僵硬。除了中国式过年，还有中国式婚礼。
很多人抱怨自己在婚礼上就是一个摆设，或者说，眼珠子会动

的人偶。

逢年过节走亲会友，人人都是为了开心。通常来说，很少有人想故意让别人不愉快。如果你把麻烦都忍着，别人就看不见你的麻烦。你把麻烦说出来，说不定大家很乐意帮你解决麻烦和烦恼。总之，让别人看见你面临的麻烦，不要只看见你的不开心。如果觉得不舒服了，不要勉强自己。

27
抠，只有一种情况下可以被原谅：就是资源紧张。但即使是资源紧张，省钱也应该建立在全家共识的基础上，而不是单方面的去限制。很多家庭，其实资源已经不紧张了，但是心理上的抠还在延续，这样是很伤感情的。

28
边界其实是藩篱——由"不"编织成的藩篱。如果没有"不"，就无从编织藩篱，也就不能构建边界。亲兄弟明算账，是传统社会中关于"界限"塑造人际关系的经验总结。

29
没有勇气拒绝，来自没有安全感。

30
很多人在生活中工作中表现得很"怯"，其实就是逃避把自己置身这种境地。比如说，不想跟比自己高一层级的人交往，不愿意按父母的意图去交往混得好的老乡，不愿意去跟领导建立走得较近的私人关系，等等。如果不舒服，没必要勉强。如果"过来人"表现出来的姿态是"指手画脚"，那无论他的初心善意有多么好，道德制高点有多么高，对你来说侵犯边界就是侵犯边界了，是不可能舒服的。你感觉到不舒服了，如果有勇气说"不"，这段关系还有可能延续下去。如果恰好你是一个不能拒绝的人，那这段关系就很难维持了。因为你最终会不堪重负，只能走向放弃或逃避。

31

有的父母有文化有教养，对孩子的教养要求过高，不允许孩子犯错和出现瑕疵，这样也会出问题。没有人可以当圣人，孩子更加做不到。自我约束的修养和被要求的修养是两回事。被要求当"圣人"的孩子，要么压抑感受、失去自我，要么走向极端、叛逆社会。也有两种特征兼具。庄子认为"圣人不死，大盗不止"就是这个意思。庄子是崇尚自然的。

32

所有的家暴看上去都有原因。但事实是，不管任何原因，家暴都不能容忍。精神家暴常常被忽略。精神家暴也是家暴，冷暴力属于家暴。冷暴力很常见，家庭中的冷战，故意漠视，视而不见。另一种常见的家暴形式，可能大家更加忽略，那就是唠叨。精神家暴，是以受害者的感受来衡量的。如果让你感觉到不舒服了、难受了、不能承受了，这就是家暴。家暴的

"世袭"特征非常明显。

33

很多看似无条件孝顺父母的家庭里，并不是看上去那么其乐融融，（上一代的）亲子关系其实有很深的问题。看似无条件孝顺，往往内心疏离，"演"的成分居多。真正好的亲子关系不是这样的。除了对幼小的孩童，在其他关系里，如果想要一段真正好的关系，就需要"有条件的爱"。

父母子女之间，包括夫妻之间，朋友之间，最难得的是投缘。所谓的"缘分"也是一种无条件的爱，可遇不可求。但是"有条件的爱"是我们普通人可以追求到的。中国有句古话，叫"父慈子孝"。这个"父慈"就是"子孝"的前提条件。不是你想怎么当父亲就怎么当父亲，我都要孝顺你。而是你对我慈，我才对你孝。这就叫"有条件的爱"。

34

心理状态和心理学知识是两回事。在现实生活中，心理状态好的人并不一定心理学知识多，反之亦然。

读书会讨论得最多的两个词："原谅"和"界限"。

关于原谅

原谅（和解的第一步）从来都不是一件容易的事。我们经常在口头上表达"算了，算了"，这个事情我已经原谅他了，但其实表达的往往并不是真正的原谅，这种原谅只是这样一种态度："算了，算了，这个事情就过去了，我不跟他计较了。""算了，算了"不是真正的原谅。

原谅在高处。课群里同学倾诉小时候遭遇了什么，爸爸、妈妈、我的长辈、我的爷爷奶奶辈，因为一些什么原因，对犯过一些什么样的过失，现在长大了，可以原谅了。这个原谅的基础就是，他已经离开小时候那种弱小无助的状态，他已经变得强大，经济独立。总之长大了，作为一个成年人，回过头来再看这个事情，他就会觉得这个事情是可以原谅的了。但是，这是不是原谅呢？恐怕是要打一个问号的。

我自己也会有这样的感受。小时候伤害我的人，伤害我的事情，因为发生在小时候，离我现在的生活已经非常非常远了，他无法再伤害我，也不会影响到我现在的生活，我说原谅了，难道就是真的原谅吗？过去的伤害已经造成了，就这么随随便便地放过去吗？我觉得不是这样。那个伤害过我的人，那件伤害过我的事，如果没有一个充分的理由，如果我还是充满不解，我不会轻易原谅。

真正的原谅，一定是建立在理解的基础上。我深深地理解了这个伤害是为什么造成的，这个原因是现在的我所能理解的，在这个基础上，我选择了原谅，这才是真正地放下。这么说可能会比较空洞，我举一个虚拟的例子吧，方便大家理解。我虚拟出来的这个人，他从小活在一种动荡不安的恐惧里面，他时刻担心他的父母会离婚。为什么会离婚呢？因为他知道他的爸爸背叛了婚姻，他妈妈总是抱着他哭："要不是因为你，我早就离婚了。"他就一直背负这个心理枷锁长大，这个心理枷锁一直影响他的成长，影响他后来的成家立业，做出一些重大选择，这个恐惧一直都在心里，可能忽然有一天，他意识到他的爸爸也只是一个普通人，一个有缺点的人，而且他发现总是说"为了你而不离婚"的妈妈，并不仅仅因为他，还因为一些别的说不出口的原因，比如为了自己的面子，或者家里经济情况不支持离婚，还有一点就是他的妈妈对他爸爸还是很有感情的，还是很爱他爸爸的。他只是他妈妈"不离婚"的挡箭牌，或者是作为一个鼓励他上进、鼓励他争气的一个借口。基于这个程度的理解，他忽然一下子也理解了他妈妈。他因此而放下了对爸爸的恨，和对父母离婚的恐惧。在这个程度理解的基础之上，才是真正的原谅。

这个虚拟的例子，可能会比较极端，也会比较沉重。在我们的生活中，尤其是家庭生活中，其实是有很多小小的原谅和不原谅。唠叨，其实本质上就是一种不原谅。只是它比较微小，比较琐碎，它代表的"不原谅"的那个部分也比较小，然后就被忽略了。大家可以想一想，比如说你总是唠叨伴侣身上的某一点，或者孩子身上的某一点没有做好，其实你是在不原谅他没做好的这一点。一个宽容的人，也就是对生活中这些不满持谅解态度的人，他是不会唠叨的。

关于"原谅"这个话题，最后要跟大家强调一下，原谅并不是必需的。如果你想清楚了前因后果，深深地理解了一件事情，在这个基础上你选择不原谅，你是有权利来做这个选择的。因为，"和解是建立在真正的原谅的基础上"。如果你只是口头上表示原谅，其实你内心明明很介意这个事情，但是你传递出来一个扭曲了的意愿，这并不是真正的原谅。这种虚假的原谅无助于和解，甚至会把你推向和解的反面。大家要尊重自己的情绪，尊重自己的感受。

这也是我特别需要强调的一点：虽然说"原谅在高处"，但你有权利不站在高处。你是有"不原谅"的权利的。而且，"原谅在高处"，是你自己真的已经爬到了山顶，或者在一个比较高的山坡上往回看，你才能真正看到原谅的所在。这并不是凭空说"原谅"，或者以"原谅"来证明自己已经站到了高处。这是本末倒置的。

关于界限

我们为什么要设置界限？

界限有什么用呢？

首先我们来看看界限是怎么设置的。我用了一个比喻：界限，其实就是藩篱，用篱笆围了一块地，这块地就相当于我的领土，在我的领土上我说了算，我就是这片领土的国王。那这个篱笆是用什么构成的呢？用拒绝的"不"构成。我拒绝这样那样，我拒绝这些那些，哪些选择接受，哪些选择拒绝，这些大大小小的"不"构成了藩篱的形状。因此，每个人都能勾勒出来一个独特的形状，也正因为能勾勒出来形状，这才是真正的你。你的形状其实就是由这些"同意""拒绝""同意""拒绝"构成，你的整体性格、气质、你最核心的东西……可以这么说，正是这些"同意"和"拒绝"塑造了你的灵魂。

生活中我们可以看见一些人，他没有形状，他呈现出来是一个"老好人"，什么事情去找他都是"好好好好"，这样的人，看起来什么都好，就是撑不起形状。他没有那些拒绝，没有那些"不"来构成他的藩篱，或者他的"不"太少了，他能够围住的领土反而是最小的，甚至是不成形状的。也就是说，你看那些老好人，他一步一步一步往后退，他自己手中的领地少得可怜。不能守住界限，往往来自没有安全感，不是不懂拒绝，而是不敢拒绝。如果什么都"好好好"，没有一块真正属于自己的地盘，反而会更加没有安全感，这是一个恶性循环。所以，老好人，是界限感比较差的人。界限感比较好的人，往往是分寸感比较强的人，他在该说 YES 的时候说 YES，该说 NO 的时候说 NO。

那是不是，我只要敢说 NO 就行呢？我生活中处处都拒绝，这样就不是一个老好人了，就是一个界限感好的人了吗？恰恰相反。我们生活中也会看到这样的人，表现出来很冷僻的样子，谁让他帮个小忙他都拒绝，这样的人跟老好人看起来相反，但其实是类似，界限感很差的另一种表现。

一个人他如果对自己的社会关系，对外界总是释放出"拒绝"信号，他用"不"编织的就不是藩篱，而是一面铜墙铁壁。铜墙铁壁也能围出一块属于他自己的领土，但是呢，包裹得如此严严实实，他在里面不是当国王，而是坐牢一样。这样的，我们也不认为是界限好的人，这不是我们值得追求的方向。

如果我们想要树立自己的界限感，变成一个有分寸的人，变成一个能坚守界限但又不自我封闭、在社会中能自如，在生活中能自在的人，那就按照书中的建议，首先想一想海绵，然后再想一想镜子。我们不要像海绵一样去吸收他人的痛苦，而要像镜子一样把痛苦反射回去。痛苦从哪里来，就往哪里原路送回。

生活中常常可以看见很多对缺乏界限行为的抱怨、指责、控诉、批评，我建议你不要陷入这种抱怨、指责和不切实际的要求中去，要做的是不管他怎么说，你坚持你自己的真实感受，我不舒服就明确说出来："你这样做让我不舒服。""你这么说让我很难过。"

如果你没有勇气去做一个天翻地覆的改变，也是很正常的，而且我也不建议你一上来就去做推翻性的举动，你可以先从非常非常小的一些细节开始说"不"。一点一点来改变生活。希望每一个人都能够拥有更美好的有界限的生活。

最后，请大家欣赏一下我画的图。

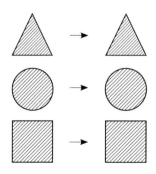

什么意思呢？我们有的人是三角形，有的人是圆形，有的人是方形。然后这个三角形生了一个小孩，也跟他一模一样是

三角形。圆形生了一个小孩，也跟他一模一样，是个圆形。方形生了一个小孩，也跟他一模一样是个方形。通常情况下，一个人的性格特征就是这么往下传承的。这是在生活观察和自我观察中可以得出的一个结论。

但有的三角形小孩，他会说："哎，我不想做三角形，我觉得做三角形不好，我想做圆形。"也会有圆形的小孩说："我不想做圆形了，我想当方形。"也会有方形的小孩说："我不想当方形了，我想做三角形。"

这样的人，他不想受父母的影响，变成跟父母一模一样的人，他想要拥有自己的形状。我们可以看到，他要费很大的劲，付出很大的努力，竭尽全力让自己不要受父母影响，成为一个新的形状。可是他们往往会形成一个什么形状呢？

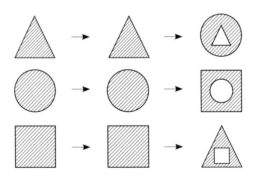

好了，在这里，确确实实看到了一个新的圆形，一个新的方形，和一个新的三角形。但是，请仔细看一看，他们真的摆脱了父母的影响吗？这是一个值得深深思考的问题。很多人他极力摒弃父母的形状，他想要形成新的形状。但事实上，我们看到这个所谓的"新"形状，其实还是在受父母的影响，只不过，用另外的一种方式表达了出来。

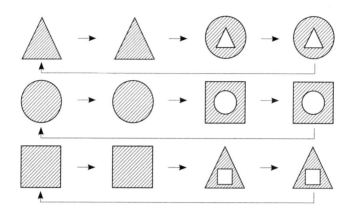

这种表达方式再往下传递，他有了自己的小孩，他的小孩也许像他一样，看起来是一个圆形，心里挖空了一个三角形。虽然这个新的小孩并不知道为什么要空出来一个三角形，但是他爸爸妈妈是这样的，他也就一模一样地复制了，再接着往下传递这个形状。这个"新"形状往下传递的过程中，如果在某一代又产生了叛逆，就又回到了这个三角形形状 —— 最起初的那个形状 —— 之前的祖辈的形状。

这其实是一个循环链，在一个自然状态下，也就是对自己没有任何觉知或觉察的状态下，家族的性格其实就是这样往下传递的。没有"自察"的叛逆，不会从根本上打破原有的形状。

也就是说，在"不自觉"的状态下，不管你是一模一样沿袭了父母的形状，还是你竭尽全力去摒弃父母的形状，你都不能够重新来构建一个新的形状。不能构建一个随心所欲的、想要变成圆形就变成圆形，想要变成方形就变成方形、想要变成三角形就变成三角形的形状。

只有真正的去了解一个完整的圆形是什么样子、一个完整的方形是什么样子、一个完整的三角形是什么样子，我们心里是满满的，不带任何偏见，没有某一部分被挖空，这样子，我们才能够真正重塑自己的形状。

心理学家海因茨·科胡特说："没有敌意的坚决，不含诱惑的深情。"心理学和教育一样，运用到生活中，首先应该是柔软的、小心翼翼的、从改变自己开始的。我祝愿每个人都能找到自己的形状，真正体会到什么是"心里满满的"。那是一种圆满和幸福的感觉。

一切美好的用心都会被看见。与读者们共勉。

2022 年 4 月 17 日

陈小齐 于北京后海家中